Dr. Elmar Reuter

Leben trotz Krebs – eine Farbe mehr

Dr. Elmar Reuter

Leben trotz Krebs – eine Farbe mehr

Interviews zu einem gelingenden Leben nach Krebs

Mit einem Geleitwort von
Prof. Dr. med. Michael Wirsching

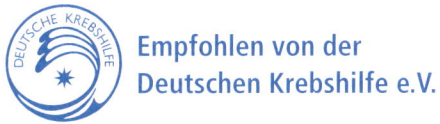

**Empfohlen von der
Deutschen Krebshilfe e.V.**

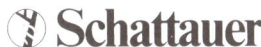

Dr. phil. Dipl.-Psychol. Elmar Reuter
Praxis für Psychotherapie, Schwerpunkt Psychoonkologie
Frankfurter Straße 1
57462 Olpe

Bibliografische Information der Deutschen Nationalbibliothek
Die Deutsche Nationalbibliothek verzeichnet diese Publikation in der Deutschen Nationalbibliografie; detaillierte bibliografische Daten sind im Internet über http://dnb.d-nb.de abrufbar.

Besonderer Hinweis:
Die Medizin unterliegt einem fortwährenden Entwicklungsprozess, sodass alle Angaben, insbesondere zu diagnostischen und therapeutischen Verfahren, immer nur dem Wissensstand zum Zeitpunkt der Drucklegung des Buches entsprechen können. Hinsichtlich der angegebenen Empfehlungen zur Therapie und der Auswahl sowie Dosierung von Medikamenten wurde die größtmögliche Sorgfalt beachtet. Gleichwohl werden die Benutzer aufgefordert, die Beipackzettel und Fachinformationen der Hersteller zur Kontrolle heranzuziehen und im Zweifelsfall einen Spezialisten zu konsultieren. Fragliche Unstimmigkeiten sollten bitte im allgemeinen Interesse dem Verlag mitgeteilt werden. Der Benutzer selbst bleibt verantwortlich für jede diagnostische oder therapeutische Applikation, Medikation und Dosierung.
In diesem Buch sind eingetragene Warenzeichen (geschützte Warennamen) nicht besonders kenntlich gemacht. Es kann also aus dem Fehlen eines entsprechenden Hinweises nicht geschlossen werden, dass es sich um einen freien Warennamen handelt.
Das Werk mit allen seinen Teilen ist urheberrechtlich geschützt. Jede Verwertung außerhalb der Bestimmungen des Urheberrechtsgesetzes ist ohne schriftliche Zustimmung des Verlages unzulässig und strafbar. Kein Teil des Werkes darf in irgendeiner Form ohne schriftliche Genehmigung des Verlages reproduziert werden.

© 2010 by Schattauer GmbH, Hölderlinstraße 3, 70174 Stuttgart, Germany
E-Mail: info@schattauer.de
Internet: http://www.schattauer.de
Printed in Germany

Umschlagabbildung: Hiltrud Hengstebeck: Ohne Titel. Acryl auf Leinwand. Frau Hengstebeck hat nach ihrer Krebserkrankung mit der Malerei begonnen und arbeitet mittlerweile künstlerisch im Sauerland. Ein Teil der durch die Malerei erzielten Erlöse stiftet sie dem Verein „Kompetenz gegen Brustkrebs e.V.“.
Satz: am-productions GmbH, Wiesloch
Druck und Einband: AZ Druck und Datentechnik GmbH, Kempten/Allgäu

ISBN 978-3-7945-2753-3

Geleitwort

Nach den stürmischen Entwicklungen der 70er und 80er Jahre ist es ruhig geworden in der Psychoonkologie, und wenige haben weitergemacht, um als Kliniker und Forscher ihre Erfahrungen auszubauen, zu verfeinern und weiterzugeben. Dabei ist das Interesse Krebs-Betroffener an einer umfassenden biopsychosozialen Betreuung im Uexküllschen Sinne nach wie vor ungebrochen, ja es wächst stetig. Die große Anzahl publizierter Erfahrungsberichte belegt, wie intensiv die Auseinandersetzung der Patienten und ihrer Angehörigen mit ihrer Krankheit ist und wie sehr sie sich – oft trotz bestmöglicher körperlicher Behandlung – in ihren psychischen und sozialen Nöten im Stich gelassen fühlen.

Hier ist Elmar Reuter ein »Rufer in der Wüste«. Seit fast 40 Jahren ist er Psychotherapeut, und die Hälfte dieser Zeit hat er mit der intensiven Beschäftigung mit Krebspatienten und ihren Familien verbracht. Er überblickt sicherlich mindestens vierzigtausend Therapiestunden. Das Besondere ist, dass er seine Erfahrungen aufschreibt und – mehr noch – sie auch auswertet. Am allerwichtigsten ist aber, dass er seine daraus gewonnenen Erfahrungen in die Zusammenarbeit mit Ärzten, Selbsthilfegruppen und anderen Therapeuten regional und überregional einbringt.

Elmar Reuter hat die Angebote zur Nachsorge entscheidend mit verbessert: Die von ihm und seiner Arbeitsgruppe implementierten und evaluierten Patientenseminare wurden inzwischen von sehr vielen Patientinnen und Patienten besucht. Woher kommt dieser große Erfolg? Es liegt wohl daran, dass Elmar Reuter seine Erfahrungen immer wieder in Frage stellt, sich auf den einzelnen Patienten und dessen besondere Lebenssituation fokussiert, ggf. auch lieb gewordene Vorurteile über Bord wirft und so zu einer individualisierten Form der Betreuung und Begleitung kommt, bei der sich der Betroffene ebenso wie die Behandler angenommen, verstanden und unterstützt fühlt. Dabei ist er geleitet von der Erfahrung, dass eine Krebsdiagnose und die damit verbundene Lebensbedrohung eine tiefreichende Verstörung im Leben der Menschen und ihrer Nächsten bedeuten. Neben den Risiken der Verzweiflung, Verstrickung und Selbstaufgabe sieht er jedoch auch die Chancen zur Neuorientierung und ist hier mit den neuen Entwicklungen der Benefit- und Posttraumatic-growth-Forschung engstens verbunden. Wegweisend bleibt dabei steht ein gemeinsamer Lernprozess, bei dem Krebspatienten und Behandler auf einer tiefen Vertrauensbasis miteinander arbeiten. Wie dann aus Schlechtem Gutes werden kann, verdeutlichen die Interviews in diesem Buch.

Seit über 10 Jahren genieße ich den intensiven fachlichen und persönlichen Austausch mit Elmar Reuter, der auch in Fachkreisen als außerordentlich anregender und kompetenter Gesprächspartner gilt.

Ich wünsche diesem Werk eine breite Öffentlichkeit von Betroffenen, Onkologen und Psychotherapeuten. Vor allem aber danke ich Elmar Reuter, dass er sich der großen und wichtigen Aufgabe gestellt hat, informativ, detailreich und zutiefst anrührend die mächtige positive Kraft zu schildern, die durch eine psychoonkologische Begleitung bei den Betroffenen geweckt werden kann.

Freiburg, im Frühjahr 2010   **Prof. Dr. med. M. Wirsching**

Zu diesem Buch

Geschrieben wurde es immer mittwochs. Am Morgen, mitten in einer Woche laufender Behandlungen, psychotherapeutischer Behandlungen von Menschen, die an Krebs erkrankt waren. In diesem Buch werden Fragen gestellt und Antworten gegeben, in einer Form, bei der sowohl Patienten als auch Behandler voneinander lernen.

In den Interviews, in denen manches noch frisch und unverarbeitet erscheint, manches mit Abstand betrachtet werden kann, wird das große Gefälle zwischen Patientenbedürfnissen und Behandlerwissen deutlich. Betroffene suchen nicht nur Informationen, sondern Halt und Orientierung. Um sich orientieren zu können, müssen sie Fragen stellen und vom Behandler gut verstehbare Antworten bekommen. Dafür wird Kompliziertes vereinfacht, ein für viele Fachleute schwieriger Vorgang. Fragen und Antworten spiegeln eben immer auch ein therapeutisches Gespräch wider, in dem im gelingenden Fall Kräfte angeregt werden, die in der wissenschaftlichen Literatur als »Krisenwachstum« und »Resilienzstärkung« diskutiert werden.

In den Geschichten erzählen Betroffene vom »In–Berührung-Kommen« mit dem Krebs, von Begegnungen mit dem Behandler und vom Erleben ihrer gesamten persönlichen Situation. Stets taucht das Innere des Menschen in diesen Geschichten auf, sein Selbst, anfangs noch unsicher, später klar und bestimmend. Es wird eine innere Navigation spürbar, die in der Krise Halt und fürs weitere Leben Richtung zu geben scheint.

Dabei geht es nicht immer um Tod oder Leben, vielmehr um den Geschmack am Leben, den Umgang mit ihm und den ganz persönlichen Sinn. Es scheint so, als löse die große Krise diese Fragen – »wer bin ich«, »was will ich«, »wozu lebe ich« – überhaupt erst aus, als würden sich diese Fragen erstmalig stellen.

In diesem Buch wird nicht von Heilung gesprochen. Dafür ist die Krankheit zu komplex und unberechenbar, und wir wissen noch zu wenig, was sie im Entstehen und im Verlauf steuert. So sehen es auch die Betroffenen, die ihre Geschichte erzählen. Sie erleben ihre wiedergewonnene Kraft als eine Stärke, die aus dem Zentrum ihrer Person kommt und die Widerstand gegen die Krankheit bietet, aber auch gegen andere Widrigkeiten des Lebens. Wenn die Krankheit stark ist, und in manchen Fällen ist sie sehr stark, muss auch die Widerstandskraft stark sein.

Es überrascht nicht, dass Betroffene in ihrer subjektiven Kausalität den krisenbedingten tiefgreifenden Erlebnissen von »Selbst-Transformation« und »existenziellem Wandel« manchmal eine stärkere Kraft beim Überwinden der Krankheit zubilligen als den Wirkmechanismen der angewandten Medizin.

In der Bewertung scheint hier große Vorsicht geboten. Die Größe und spezifische Biologie manifester Tumoren definieren das Krankheitsgeschehen erfahrungsgemäß maßgeblich. Dass jedoch tiefgreifende Krankheitserfahrung zu spürbarer Persönlichkeits- und Charakterentwicklung beitragen, gilt als unbestritten. In beidem, der verordneten Medizin wie der sinnverdichteten neuen Lebensordnung, liegen Wirkkräfte, die zur Überwindung von schwerer Krankheit notwendig sind.

Das Buch ist ein klares Plädoyer, die Betroffenenperspektive einzunehmen. Die »Innenseite des Krebses« kennen zu lernen, scheint eine gewinnbringende Erfahrung auch für Behandler zu sein.

Seit 35 Jahren niedergelassener Psychotherapeut, seit 10 Jahren fast ausschließlich mit Krebspatienten beschäftigt, habe ich selbst vielleicht 800 bis 900 krebsbetroffene Menschen kennengelernt, als Konsiliarius in Krankenhäusern, als Mitarbeiter von Arbeitsgruppen und als Freund und Nachbar von Betroffenen. Ca. 300 Patientinnen und Patienten habe ich im Rahmen einer Langzeitpsychotherapietherapie meist über Jahre persönlich begleitet. Die meisten der Patientinnen und Patienten leben, einige sind auch den Folgen der Erkrankung erlegen. Aber viele Menschen überleben den Krebs. Sie wissen nicht wie lange, einige Jahre oder für den langen Rest ihres Lebens. In diesem bewusst wahrgenommenen Risikoraum scheinen Betroffene intensiver zu leben. Das zeigen die Geschichten. Es sind Geschichten vom Erleiden der Krankheit und Erleben des Lebens.

Das Buch soll Trost und Anregung sein für diejenigen, die noch am Anfang stehen. Es soll vor falscher Hoffnung, aber auch vor falscher Hoffnungslosigkeit schützen. Es soll ermutigen, Fragen zuzulassen und Fragen zu stellen, aus dem Denken Betroffener heraus. Viele machen dabei Erfahrungen, wie sie sie bisher nie gemacht haben, erleben Begegnungen, wie sie an Tiefe im Leben vor der Krankheit nicht stattfanden. Alle sind sich selbst näher gekommen. Sie konnten das intensiv spüren und berichten darüber.

Ich habe mir als Autor selbst oftmals die Frage gestellt, wie ich reagieren würde, wenn mir die Diagnose Krebs gestellt würde. Ich würde vermutlich zunächst genauso durcheinander geraten wie die Betroffenen, die hier zu Wort kommen. Hoffentlich gelänge es mir, mich mit Hilfe meiner Familie und meiner Freunde allmählich zu fangen. Ich würde einen guten Arzt suchen und mich mit ihm über eine wirkungsvolle medizinische Behandlung einigen. Ganz sicher würde ich beginnen, ein Tagebuch zu führen, dem ich Gedanken und Gefühle anvertraute. Jede gewählte Behandlung würde ich innerlich intensiv unterstützen. Ich würde mir einen lebenserfahrenen und warmherzigen psychoonkologischen Begleiter suchen. Hier würde ich alles sagen können, was ich denke, und meinen Gefühlen freien Lauf lassen. In diesen Begegnungen würde ich mich besser kennenlernen. Vier Augen sehen mehr als zwei.

Ich hätte die Hoffnung, mich über jeden guten Moment des Lebens freuen zu können. Die Fähigkeit, Freude zu erleben, ist sicher erlernbar. Hoffentlich gelänge es mir, Wandel und Veränderung in meinen persönlichen Einstellungen und in der Sichtweise des bedrohten Lebens anzunehmen, auch wenn es mich zumindest am Anfang durcheinander brächte. Ganz fest würde ich mich selbst in der Hand behalten wollen, meine Innere Person, die mich ausmacht, mein Selbst, und dankbar sein, wenn es sich mir deutlich zeigt. Ich würde meine Freunde besuchen, sie empfangen und intensiv in meiner Familie leben. Ich würde meine Kinder ansehen und hoffen, in ihnen etwas von mir zu entdecken, das lebt und weiterlebt. Ich würde Schönes tiefer genießen wollen und Gutes stärker erleben. Ich würde um mein Leben kämpfen. Wenn ich aber sterben müsste, hätte ich die Hoffnung, den Sinn meines Lebens zu erspüren. Das würde mir helfen, Abschied zu nehmen.

Olpe, im Winter 2009 **Dr. Elmar Reuter**

Inhalt

Über-Lebensgeschichten:
Zum Inhalt des Buches

Dieses Buch erzählt Geschichten von Menschen, die an Krebs erkrankten, vor Monaten oder vor vielen Jahren. Bei den Erzählern handelt es sich um ganz normale Frauen und Männer. Ein junger Mann, der durch eine Leukämie mit 20 Jahren nach dem Abitur aus dem eigenen Leben herauskatapultiert wurde. Männer und Frauen in der Zeit der Familiengründung, mit kleinen Kindern und dem Haus, das sie gerade gebaut haben. Einige im Alter um die 60, durch Krankheit aus dem Beruf ausgeschieden, fast dankbar dafür. Manchen ist die Krankheit nur einmal begegnet, anderen mehrmals, auch in Gestalt von Metastasen. Alle, bis auf eine Frau, wurden oder werden medizinisch behandelt und haben sich zusätzlich in Form einer psychoonkologischen Therapie begleiten lassen.

Die Geschichten handeln vom nicht selbst gelebten Leben, brav, gehorsam, mitfühlend, aber eben nicht bei sich. In dieses Leben bricht die Krankheit ein, stört, verstört, löst Verzweiflung und Krise aus. Aber nun passiert's. Im Inneren finden Veränderungen statt, ein Umbau von Werten und Einstellungen. Anfangs unbemerkt, dann deutlicher gespürt, manchmal verstörend wahrgenommen. Beziehungen zu wichtigen Menschen werden auf den Prüfstand gestellt. Fast alle merken, dass sie unter einer Krankheit leiden, vor der andere Angst haben. Beziehungen, die sich während der Krankheitszeit aus Ängstlichkeit, Unsicherheit oder auch Gleichgültigkeit verdünnen, werden gekappt. Andere, echte menschlich bedeutsame Beziehungen werden inniger. Viele Begegnungen sind ganz neu und überraschend.

In allen Geschichten wird ein Navigationspunkt beschrieben, von dem aus das Leben nach der Krankheit Richtung bekommt. Er liegt nicht mehr im Außen, sondern im Inneren der Person. Die Geschichten handeln vom Ehrlichwerden sich selbst gegenüber und den persönlich wichtigen Dingen. Der Regisseur des eigenen Lebens zu werden ist nicht nur Wunsch, sondern wird allmählich Wirklichkeit. Das Drehbuch beginnt im Krieg. Krebsdiagnose und Therapie sind wie Bombeneinschläge. Ist der Rauch verzogen, hat man den Tod kennen- und das Leben lieben gelernt – wenn man denn lebt.

Manchen erscheint die Krankheit wie ein Lehrmeister, sie unterbricht ein innerlich schwierig erlebtes, nach außen hin meist völlig unauffällig gelebtes Leben. Die Gefahren solchen Lebens werden nun deutlicher. Sie liegen nicht in den äußeren Lebensverhältnissen, sondern in den eigenen problematischen Einstellungen zum Leben. Die Frage wird am Telefon ganz einfach gestellt: »Womit bringen Sie Ihre Krankheit in Verbindung?« – und alle haben ein Antwort.

Dabei geht es nicht um die »wahren Ursachen«, sondern um Zusammenhänge, die der Einzelne durch ein gewachsenes Bewusstsein sieht.

Der Autor unterbricht den Erzähler nicht und erlebt das durchaus als Wagnis. Beherrschend ist schließlich die Studienlage, die die Ursachen einer Krebserkrankung eben nicht im Betroffenen selbst, seiner Persönlichkeit, seinen Gefühlen und Gedanken findet – allerdings sieht die Wissenschaft eine Mitbeteiligung durchaus im erheblich umfassenderen »Lebensstil« im Sinne einer gesellschaftlich-sozialen Umgebungsbedingung, innerhalb der sich auch die persönliche Psyche des Erkrankten formt und verformt.

Wer ausschließlich nach Ursachen bei sich und in seinem persönlichen Leben suche, so die Experten, nähme zum Krebs noch die eigene Schuld dazu. Der Leser indes spürt das Bedürfnis Betroffener, die Krankheit verstehbar zu machen. Statt persönlicher Schuld wird der starke Wunsch erkennbar, nunmehr bewusst Verantwortung für ein bis dahin eher unbewusst angepasstes und konturlos gelebtes Leben zu übernehmen, etwas selbst tun zu können und das als sinnvoll zu erleben. Dabei erscheint der Grat zwischen Sinn und Schuld zuweilen schmal (s. Fallgeschichte Georgios W.).

Hier zu unterbrechen würde die Erzähler von der Kraft abschneiden, die aus dem subjektiv Sinnhaften des Krankheitsverständnisses und den ganz eigenen Folgerungen daraus kommt. Womit der Betroffene seine Krankheit in Verbindung bringt, bestimmt dann die Richtung und den Korridor der zukünftigen Entwicklung. Es zeigen sich in den Geschichten ausgesprochen kraftvolle Bewegungen und Reifungsschritte, wie wenn das Leben neu gespürt würde.

Die Erzähler gehen – selbstverständlich – davon aus, dass die Art und Weise, wie sie nach der Diagnose leben, nämlich meist selbstbestimmter und authentischer, einen guten Einfluss auf den weiteren Verlauf von Gesundheit und Krankheit hat. Stehen Wissenschafts- und Betroffenenperspektive hinsichtlich der Einschätzung zu Krebsursachen noch im – auszuhaltenden – Spagat, nähern sich beide Sichtweisen wieder an, wenn es um psychosoziale Einflussnahmen auf den Verlauf der Erkrankung geht. Wissenschaftlich unbestritten ist, dass gute Bewältigung einer Krebserkrankung auch den weiteren Genesungsverlauf positiv beeinflussen kann. Wie stark dieser Einfluss der »Eigenarbeit« zu bewerten ist, hängt zweifelsohne auch von der Art und Ausbreitung der Krebserkrankung ab.

Aber auch hier zeigen die Geschichten von schwer Betroffenen hoffnungsvolle Wege und bisher gute Verläufe (beispielsweise die Geschichten von Andreas Z. oder Richard N.), oftmals assoziiert mit einem markanten Wandel der Meinungsbildung über das Wesentliche im Leben, die Beziehung zu den Mitmenschen, Sinn und Aufgaben sowie die nunmehr bestimmenden Werte und die persönlich erlebte Kraft im inneren Lebensbild. In den Geschichten zeigt sich durchgängig, wie sehr sich Meinungen wandeln können, wenn das Leben plötzlich bedroht wird – Meinungen zum Leben, aber auch Sichtweisen zur Behandlung der Erkrankung. Dieser »Meinungsshift« ist übrigens auch bei Wissenschaftlern und Krebsbehandlern feststellbar, wenn aus ihnen plötzlich Betroffene werden.

Zum Aufbau des Buches

In diesem Buch finden sich sechzehn Patienten-Interviews von Krise und Kraft, von Betroffenen persönlich erlebt. Dazu eine Geschichte, zu deren Erzählung der Autor autorisiert wurde. Die **Patienten-Interviews** basieren auf einem etwa einstündigen Telefoninterview. Hier fragt der Behandler, und Betroffene erzählen ihre Geschichte. Es sind Geschichten, die mit Schock und Tränen beginnen und oft in einem gelungenen Leben danach weitergehen. Dabei kommt der Eindruck zustande, als führe zunächst die Krankheit Regie und im späteren Verlauf der Betroffene selbst. Manche von ihnen scheinen eine gewisse Expertenschaft für ihr Leben gewonnen zu haben.

Bei den dazwischengeschalteten **Behandler-Interviews** ist es umgekehrt: Hier fragt der Patient den Behandler, er will verstehen lernen und sucht mit den Fragen Orientierung. Hierbei handelt es sich um fiktive Gespräche, die als »Verdichtungen« häufig gestellter Fragen und Antworten in Therapien angesehen werden können. Die Frager und Befragten sind also nicht identisch mit den Personen der Patientengeschichten.

Die Fallgeschichten selbst sind nicht ausgewählt, sondern unter hunderten Verläufen zufällig herausgenommen und auf wenige Fragen am Telefon reduziert. Die Antworten wurden aufgenommen und wörtlich niedergeschrieben. Alle Geschichten sind von den Betroffenen noch einmal gegengelesen und autorisiert. Sie möchten anderen Mut machen, auch indem sie zeigen, wie groß ihre Angst am Anfang war.

Die Themen der Behandler-Interviews folgen einer Richtung: Vom Einbruch der Krankheit, dem Eintreten in Behandlung bis zum Spüren einer anderen Qualität des Lebens. Die Patienten-Interviews beschreiben dagegen das Erleben von Betroffenen in all diesen Phasen.

Verblüffend ist das ähnliche Erleben beim Bewältigen einer Krebserkrankung. Dem Leser kann daher manches wie Widerholung vorkommen. Aber keiner der Erzähler kennt den anderen.

Nach jedem Behandler-Interview gibt es Hinweise auf vertiefende oder ergänzende Literatur. Wer will, kann sich dort genauer erkundigen.

Literatur:

Kaufmann M, Ernst B. Was Frauen mit Krebs erfahren, empfinden, wissen und vermissen. CAWAC-Umfrage Deutschland. Deutsches Ärzteblatt 2000; 47: 706–10.

Leben schmecken – Krebs, Krise, Kraft (2008). DVD Patientenfilm, 70 Minuten. Unterstützt und empfohlen von der Deutschen Krebshilfe, der Deutschen Krebsgesellschaft und der Deutschen Gesellschaft für Senologie. Kostenlos zu beziehen unter www.brustkrebszentrale.de.

Muthny FA, Bechtel M, Spaete M. Laienätiologien und Krankheitsverarbeitung bei schweren körperlichen Erkrankungen. Psychotherapie, Psychosomatik, Med. Psychol. 1992; 42: 41–53.

Nagel G, Theobald S, Neusetzer B, Audörsch I. Patientenkompetenz: Betriffsbestimmung und prognostische Relevanz bei Krebs – Ergebnisse einer Umfrage. Dt. Zeitschrift f. Onkologie 2004; 36: 110–7.

Andrea M., 55 Jahre
verheiratet, 3 Kinder, Hausfrau
Erstdiagnose mit 46 Jahren:
Brustkrebs mit Lymphknotenbefall

Wissen Sie noch, wie Sie mit der Krankheit in Berührung kamen?

Das ist ja schon einige Zeit her. Ja, ich kann mich nicht mehr so erinnern. Ich will es auch nicht. Ich weiß auf jeden Fall, der Knoten war schon größer, 18 Lymphknoten wurden entfernt, 3 davon waren befallen. Ich war total schockiert, wollte es erst nicht glauben, habe mich dann aber ganz schnell gefasst. Da war sofort der Gedanke da, du bist befreit, keine Verpflichtungen mehr, endlich bekommst du mal selbst Besuch und endlich kümmert sich mal einer um dich, jetzt kannst du nur im Bett liegen.

Andererseits habe ich auch an die Kinder gedacht. Ich war zwiegespalten, einerseits traurig, einerseits glücklich und befreit, »das war richtig schön«.

Wie war der weitere Verlauf?

Ich habe erst Chemo bekommen, dann 30 Bestrahlungen. Ich kann mich noch an die ersten Nachsorgetermine erinnern: Ich war immer voller Angst, ich wollte ja weiterleben, hatte noch so viel vor. Es ist aber nie was festgestellt worden. In den ganzen Jahren danach nicht.

Womit bringen Sie Ihre Erkrankung im Nachhinein in Verbindung?

Das, was ich im Inneren brauchte, konnte ich nicht leben, weil ich in Zwängen lebte. Ich habe eine behinderte Tochter, das machte über Jahre ständige Termine bei Ärzten und anderen Behandlern notwendig, eine ständige Fürsorge. Ich war wie in Atem gehalten. Daneben war ich in gesellschaftlichen Zwängen verhaftet. Wenn ich jemanden einlade, wie decke ich den

Tisch? Wenn ich eingeladen werde, wann und wie gehe ich dahin, wie beneh-me ich mich? Muss man einen Geburtstag feiern oder nicht? Ich weiß noch genau, dass ich empfunden hatte, das willst du nicht, das ist nicht dein Ding, und gleichzeitig, es muss so sein. Ich habe mich dazu gezwungen, war in ge-sellschaftlichen Klischees verhaftet. Das mag ja für den einen gut sein, für mich war das irgendwie schlecht. Ich war schon als Kind unheimlich frei-heitsliebend, habe mich gern bewegt, wollte mein Ding machen. Dann habe ich natürlich die Zwangsjacken doppelt gespürt. Dann kam noch was dazu: Meine Eltern wurden krank und landeten nacheinander im Rollstuhl, es lag nur kurze Zeit dazwischen. Wir hatten die Pflege der Eltern auf die Geschwis-ter verteilt, aber ich hatte eben auch meinen Teil zu leisten. Meine Mutter wurde schließlich dement, hat sich ständig beschwert, nach mir geschlagen. Ich fühlte mich in alledem völlig überfordert. Die ganze Zeit war eine völlige Überforderung für mich. Vor diesem Hintergrund, glaube ich, ist meine Krankheit dann entstanden.

Was passierte dann mit Ihnen, gab es Veränderungen?

Schon kurz nach der Diagnose merkte ich, dass ich aktiv werden mus-ste. Das habe ich in der Reha dann noch mal deutlich gespürt. An den Chef-arzt kann ich mich gut erinnern, der hat mir sehr geholfen, der hat mich aufgebaut. Darüber hinaus habe ich schon nach der ersten Chemo ein Buch von Otto Carl Simonton in die Hand bekommen. Ich wollte unbedingt initia-tiv werden, ich wollte selbst aktiv werden, das war die stärkste Veränderung, die ich sofort spürte und die ich bis heute beibehalten habe. Von diesem Zeit-punkt an habe ich mein Leben versucht selbst in die Hand zu nehmen und weiß seitdem: Das will ich und das will ich nicht.

Haben sich Ihre Beziehungen verändert, Ihre Ehe?

Ich habe lange Gespräche mit meinem Mann geführt. Ich wollte mein Leben bewusst erleben, wollte ihn bewusst erleben, unsere Ehe. Es ist ihm schwer gefallen, mich zu verstehen, er hat aber schließlich seine Tätigkeit auf 4 Tage pro Woche beschränkt, und wir haben dann eine Menge am Wochen-ende unternommen, kleine Reisen gemacht. Ich selbst habe Kunstausstellun-gen besucht, viele kleine Schritte kamen zusammen.

Ich wollte meinen Mann fühlen, spüren. Ich habe versucht, mich auch in der Ehe wieder von alten Klischees zu befreien und von gewohnheits-mäßigen Mustern zu verabschieden.

Außerhalb der Familie veränderten sich enge Beziehungen. Aus Sicht der alten Freunde war ich der Sündenbock. Immer dann, wenn ich nicht wollte, was man sollte, guckten mich viele an und sagten »Du hast dich aber verändert«. Ich bin sehr beschuldigt worden. Ich hatte keine Lust mehr auf diese Leute. Ich habe mich oft wie ein Störfaktor gefühlt. Einige dieser Beziehungen sind kaputt gegangen.

Andererseits habe ich viele neue, sehr gute Beziehungen. Fast alles sind Beziehungen mit Frauen, die aktiv geworden sind.

> Gibt es Eindrücke und Erlebnisse zum Thema Angst und Mut? Viele Menschen, die an Krebs erkrankten, sagen ja, die gespürte Angst vor dem Tod verringere die Angst im Leben.

Ja, jetzt habe ich eindeutig mehr Mut. Mut, den Augenblick sofort wahrzunehmen. Bin an Dingen interessiert, an Menschen interessiert. Ich gehe nicht mehr vorbei, ich bleibe stehen, manchmal spreche ich einfach jemanden an, wenn ich an irgendetwas interessiert bin. Das hätte ich mich früher nie getraut. (lacht)

Ja, da gibt es noch eine schöne Geschichte: Ich hatte das Gefühl, ich wollte etwas Übermütiges tun. Das war in einem Kurzurlaub in Holland mit der ganzen Familie. Ich wollte, wie ich es auf einer Postkarte gesehen hatte, mit meiner Familie an einem herrlich gedeckten Tisch direkt am Meer zu Abend essen. Also habe ich mir ein Tischchen gekauft und vier kleine Klappstühle und habe meinem Mann gesagt, komm wir fahren jetzt ans Meer und essen dort zu Abend. Natürlich war auch eine schöne Flasche Rotwein dabei. Meinem Mann war das nur peinlich, er wollte erst nicht. Wir sind schließlich alle hingefahren, die beiden Kinder, mein Mann und ich. Auf dem Fahrrad. Dann habe ich den Tisch gedeckt, fürstlich mit einer Tischdecke, und wir haben dort zu Abend gegessen. Direkt am Meer, im Sand. Es kamen viele Leute und gingen an uns vorbei, einige sagten, ja, das ist ja was, so was habe ich ja noch nie gesehen. Meinem Mann war das peinlich, der stand auf und wanderte, unsere Kinder fanden das klasse. Anschließend bin ich mit den Kindern, so wie ich war, ins Wasser gesprungen und klatschnass mit dem Fahrrad und den Stühlchen am Lenker wieder in unsere Ferienwohnung zurück gefahren.

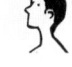

Eine schöne Geschichte. – Gab es auch Veränderungen in der Arbeit?

Nach der Krankheit bin ich nicht mehr arbeiten gegangen. Ich ging nämlich auch noch arbeiten neben alledem, was ich in der Familie zu tun hatte. Dann habe ich 2003, also 3 Jahre nach der Erstdiagnose, angefangen mich künstlerisch zu betätigen. Ich wollte irgendetwas machen, was Bestand hatte, auf dem Hintergrund meines Gefühls, vergänglich zu sein und vielleicht nicht mehr lange zu leben. Ich mache seitdem Figuren aus Beton. Beton, das hat Bestand. Ein Mahnmal gegen Vergänglichkeit. Ich suche Trost in meiner Arbeit. Ich habe heute Ausstellungen und bin mal gespannt, wie das weitergeht. Ich kann mich in meiner Kunst ausdrücken und verbinde das Innere mit dem Äußeren und schaffe so meine aufregende Welt.

Wie geht es Ihnen aktuell gesundheitlich?

Eigentlich geht es mir sehr gut. Die Krankheit war schlimm, ich wünsche sie keinem. Jeder Tag ist für mich ein Geschenk, nichts ist selbstverständlich. Das macht das Leben intensiv. Ja, es geht mir sehr gut.

Worauf führen Sie Ihre jetzige gesundheitliche Lage hauptsächlich zurück?

Dass ich ehrlich bin, dass ich so rede wie ich denke, dass ich weitgehend meine Gefühle lebe. Ich glaube, ich bin ziemlich authentisch. Stimme mit mir und meinem Leben überein. Ich versuche meine Träume zu leben. Wir haben zum Beispiel ein Außenschwimmbecken wegen unserer behinderten Tochter. Es ist schon vorgekommen, dass ich nachts einfach aufgestanden und schwimmen gegangen bin. Mitten in der Nacht. Ich tue stärker das, wonach mir ist.

Die Diagnose – ein Bombeneinschlag

Ich weiß noch genau den Tag und die Umstände, als ich das erste Mal hörte: Sie haben Krebs. Da ist der Boden unter mir weggegangen. Geht das allen Betroffenen so?

Fällt erstmalig das Wort »Sie haben Krebs«, kenne ich keinen Betroffenen, der nicht vom Schock ergriffen wird. Manche sind betäubt, fühlen erst einmal gar nichts mehr. Andere stehen neben sich, hören den Arzt »wie aus einem Nebel heraus« reden.

Stunden, manchmal Tage später kehrt die vertraute Wahrnehmung wieder. Denken wird möglich. Manchmal taucht das Erleben der ersten Diagnosemitteilung noch Monate oder Jahre später wieder auf. Orte, Personen, Gerüche oder andere ähnliche Elemente der Ursprungssituation können das gesamte Gefühls- und Gedankenspektrum des Ereignisses wieder beleben. Wir sprechen dann von einer traumatischen Erfahrung, die später noch viele Echos haben kann.

Lässt sich der Diagnose-Schock nicht abmildern? Muss das so sein?

Wichtig ist zweifelsohne die Art und Weise, wie durch den Arzt die Mitteilung an den Betroffenen kommt – in welcher Situation das geschieht, wieviel Zeit für das Gespräch besteht. Hier geben uns die Über-Lebensgeschichten gute Eindrücke von eher günstigen bis zu völlig misslungenen Versuchen der Behandler, diese schwere Aufgabe zu meistern: nämlich schlechte Nachrichten zu übermitteln. Kaum abzumildern ist jedoch der gedankliche und gefühlsmäßige Prozess im Betroffenen, der nach Erstbegegnung mit der eigenen Krebserkrankung abläuft. Dieser Prozess ist existenziell, man kann ihm nicht ausweichen, und er ist ein wichtiger Teil der Bewältigung der Erkrankung. Meistens treten unmittelbar Fragen auf, wie:

- Wo ist der Feind?
- Wie stark ist er?
- Wie stark ist meine Kraft, sich ihm entgegenzustellen?
- Wer hilft mir?
- Hat alles Kämpfen einen Sinn?

Stellt sich denn jeder diese Fragen?

Das läuft quasi automatisch ab – oft unbemerkt –, manchmal aber auch wie ein bewusstes Kalkül. Es findet eine Bewertung statt. Diese Bewertung bereitet eine Entscheidung vor: Resignation oder Standhalten. Ganz wichtig dabei ist der Arzt, der hilft, die empfundene Bedrohung durch das ganz individuelle Krebsgeschehen und dessen Ausbreitung einschätzbar zu machen und die Möglichkeiten zu erläutern, die die moderne Medizin bereitstellt.

Ich habe das alles erlebt, aber kaum verstanden. Ich war einfach noch zu durcheinander.

Wichtig ist, dass Angehörige bei einem solchen Gespräch dabei sind. Der Arzt sollte erfahren genug sein und die Aufnahmefähigkeit des Patienten nicht überschätzen. Viele Dinge müssen wiederholt, noch einmal erklärt werden. Der Betroffene muss lernen nachzufragen – und hierbei gilt: Gehen Sie zum Koch, nicht zum Kellner. Solche Gespräche, die die Weichen für die Zeit der Behandlung und Nachbehandlung stellen, führt gewöhnlich ein Chef- oder Oberarzt, nicht der junge Assistent.

Ich bin sofort von meinen Angehörigen auf die Adressen anderer Ärzte oder auf das Internet aufmerksam gemacht worden. Manchmal hatte ich das Gefühl, ich falle unter die Ratgeber wie unter die Räuber.

Angehörige wollen helfen, was sollen sie in diesem Moment auch tun? Fast immer sind alle von Hektik ergriffen. Es ist nur der Versuch, die Kontrolle wiederzugewinnen. Sicher ist es manchmal günstig, eine zweite oder gar dritte Meinung einzuholen. Aber medizinische Empfehlungen für die Behandlung von Krebserkrankungen sind heutzutage stark standardisiert, folgen den Leitlinien der Fachgesellschaften. Sie erfahren von verschiedenen Ärzten Ähnliches oder gar Gleiches, aber all das kann sicherer machen, zum Erstbehandler vertrauensvoll zurückzukehren.

Ist denn Vertrauen in die Behandlung überhaupt möglich, wo doch der Krebs so unberechenbar ist?

Krebs ist nicht Krebs. Man kann ihn hinsichtlich der Gefährlichkeit doch schon etwas einschätzen. Vertrauen in den Arzt und die mit ihm getroffenen Entscheidungen sind eine Arznei, die außerordentlich wichtig ist. Es ist wie ein Pakt zwischen Zweien. Allerdings darf das Vertrauen in den Arzt und die Medizin nicht zu groß sein, im Sinne von »Der Doktor wird mich schon gesund machen«. Eine solche Erwartung kann die Medizin nicht erfüllen. Der Patient und seine individuelle Antwort auf die Krankheit, auf den Arzt und auf die Behandlung gehören mit zum Pakt. Hierauf muss der Arzt zum Beispiel selbst bauen können, damit die Behandlung gelingt.

Nochmal zurück zur Erstdiagnose – ist die Nachricht, an Krebs erkrankt zu sein, immer ein Schock? Gibt es auch andere Reaktionen?

Es gibt – seltener – auch ganz andere Gefühlsantworten. Manche haben so eine Diagnose erwartet, haben die Krankheit schon lange gespürt, ohne Genaueres zu wissen, reagieren dann geradezu erleichtert.

Komisch.

Na ja, es ist eine Bestätigung einer unsicheren Ahnung. Unklarheit belastet, Wissen schafft dann Sicherheit. Man hat nun ein klares Ziel. Manche erleben die Krankheitszeit auch wie einen Freiraum. Sie sind die Pflichten los, können sich nur um sich kümmern. In dieser Zeit bereiten sich wichtige innere Entscheidungen vor. Es wird der nun plötzlich gewonnene Raum genutzt, um festzulegen, was wirklich wichtig ist im Leben.

Dass eine Krebsdiagnose auch Erleichterung auslösen kann, an diesen Gedanken muss ich mich erst einmal gewöhnen.

Lassen Sie mich noch eins sagen: Alle Reaktionen, alle Gefühle sind erlaubt, wenn man die Diagnose Krebs bekommt. Es gibt auch Menschen, die bleiben cool und beherrscht, lassen sich die Erschütterung nicht anmerken. Eine solche Gefühlslage oder ein solcher Bewältigungsversuch ist eher kritisch zu sehen. Die Erschütterung kommt dann später, sehr zur Überraschung des Betroffenen und damit auch stärker, und lässt das Selbstbild wanken. Zwingen Sie sich nicht, sofort »zu kämpfen« oder »positiv zu denken«. Es wird Ihnen zum Weinen und – absurderweise – auch zum Lachen sein können.

Lassen Sie also Ihren Gefühlen und Gedanken freien Lauf. Das gehört mit zur beginnenden Selbstreparatur.

Literatur:

Heim E. Coping – Erkenntnisstand der 90er Jahre. Psychotherapie, Psychosomatik, Med. Psychologie 1998; 48: 321–37.

Thomas K., 22 Jahre
Student
Erstdiagnose mit 20 Jahren: Akute Leukämie

Wie kamen Sie zum ersten Mal mit der Krankheit in Berührung?

Es war im Juli 2007. Ich war im Urlaub in Amerika, hatte plötzlich Schluckbeschwerden, Kopfschmerzen, die Lymphknoten am ganzen Körper waren geschwollen. Es fühlte sich an wie eine Grippe. Als ich nach Hause kam, bin ich zum Hausarzt gegangen, der hat mich sofort zum Internisten geschickt, und alle merkten, irgendetwas stimmte überhaupt nicht. Ich kam dann sofort ins Krankenhaus und bekam ein CT (Computertomogramm, Anm. d. Red.).

Im Krankenhaus lag ich zunächst auf der Infektionsabteilung. Es bestand der Verdacht auf ein Epstein-Barr-Virus, aber ein Professor von der Onkologie untersuchte mich mehrmals zusätzlich. Irgendwann fragte ich ihn: »Wie kommt es eigentlich, dass Sie mich hier so häufig besuchen?« Er antwortete unmittelbar: »Herr K., es liegt vermutlich eine Form von Krebs vor, wir wissen es noch nicht genau.« Ich war wie vor den Kopf gestoßen, damit hatte ich überhaupt nicht gerechnet. Ich lag dann sicher einen halben Tag lang im Bett und war nur am Heulen. Ich kenne noch die Gedanken, die ich damals hatte: Muss ich daran sterben? Was wird jetzt aus meiner Ausbildung? Aus meinem Studium? Geht mein Leben überhaupt weiter?

Der Arzt sagte dann, es ist noch unklar, welche Art von Krebs ich habe. Er sprach zum ersten Mal das Wort Leukämie aus. Manche Formen heilen von alleine aus, man müsse genauer untersuchen. Ich klammerte mich an die Hoffnung, es könne sich von alleine bessern. Am Tag vor der Lymphknoten-OP habe ich die ganze Nacht nicht geschlafen. Trotz der Schlaftabletten, das half mir überhaupt nicht. Ich bin nachts durch das Krankenhaus gelaufen, traf glücklicherweise einen Schulkameraden, mit dem ich zusammen Abitur gemacht hatte. Der machte gerade ein Praktikum im Schlaflabor. Ich hatte eine halbe Stunde, die ich mit ihm reden konnte. Bin alles losgeworden. Er war ein guter Zuhörer. Danach konnte ich schlafen.

In der Woche nach der OP mussten wir eine Woche warten, die ganze Zeit war ich total hibbelig. Ich fühlte mich eigentlich gut, weil sich durch die Behandlung die Beschwerden akut verringert hatten, und ich dachte, »du bist hier mit einem blauen Auge davon gekommen«. Dann kam der Hammer. Ich weiß noch, ich saß mit meinen Eltern am Ende der Station in einer Sitzgruppe, es war sechs oder sieben Uhr abends. Dann kam die Ärztin, sie erklärte uns alles ganz genau. Die Diagnose stand fest und auch der Therapieplan: 32 Wochen Chemotherapie in 6 Zyklen. Ich habe zwar alles verstanden, aber danach haben wir alle im Krankenhaus geweint. Es brach förmlich aus mir heraus. Späterhin habe ich dann das Studienprotokoll gelesen. Da war auch eine Grafik, in der alles genau beschrieben wurde, wie es abläuft. Eine Seite beschäftigte sich nur mit den Nebenwirkungen. Es war entsetzlich, als ich das las.

Die Krankheit brach unvermittelt in Ihr Leben ein. Wie ging es dann weiter?

Die 6 Behandlungszyklen liefen wunderbar, nur bei dem ersten bekam ich Nebenwirkungen, und die auch nur schwach, entzündete Schleimhäute usw. Ich habe die ganze Behandlung wie eine Art »Reise« begriffen: Montags ging ich ins Krankenhaus, hatte meine Sachen gepackt und ich habe mir das immer so vorgestellt: Da lerne ich ein paar neue Leute kennen, mache neue Erfahrungen mit mir und den veränderten Umständen. Mit dieser Vorstellung, eine Reise zu machen, bin ich ganz gut gefahren. Dann war die Behandlung zu Ende, wie »meine Reise«. Ich war wieder zu Hause in meinem Leben. Allerdings waren da noch die Nachuntersuchungen.

Anfangs waren die regelmäßig, sehr engmaschig. Ich habe die ganzen Nachuntersuchungen als überhaupt nicht schlimm erlebt. Ich musste immer zur onkologischen Ambulanz, mit der ich was Positives verband. Es hing aber sicher damit zusammen, dass ich danach nach Hause gehen konnte. Die Ergebnisse waren stets gut. Die letzte Nachuntersuchung war im September, im 3-Monats-Zyklus geht's weiter. Das ist jetzt doch ganz was anderes. Ich hatte mich zwischendurch komplett von der Krankenhauswelt und der Krankheit verabschiedet, hatte wieder Sport gemacht, hatte ein Praktikum absolviert und mich wieder im Bereich der Gesunden etabliert. Als ich zur Nachuntersuchung wieder ins Krankenhaus kam, tauchte alles wieder auf, vor allen Dingen vor der Beckenstanze, die fand auf der alten Station statt. Alle Erinnerungen kamen hoch. Ich habe alle Tage danach angerufen, um nach den Ergebnissen zu fragen, wollte alles genau hören.

Demnächst brauche ich nur noch alle halben Jahre zur Nachuntersuchung. Das, glaube ich, kriege ich jetzt hin, und das kann ich ganz gut wegpacken.

Mit welchen Umständen bringen Sie die Krankheit in Verbindung, womit hat sie zu tun?

Das hat sich gewandelt. Anfangs dachte ich, ich bin der Dumme, mich hat's getroffen. Warum hat Gott mir diese Krankheit geschickt? Ich habe sie als Last und schweren Brocken erlebt – wie kann Gott das zulassen?

Heute habe ich ganz andere Gedanken dazu, erlebe das völlig gegensätzlich. Ich habe so viele positive Erfahrungen sammeln dürfen: Mit mir. Meinem Denken. Meiner Kraft im Inneren, mit Krisen fertig zu werden. Ich habe auch mit meinen Mitmenschen, mit meiner Familie viele positive Erfahrungen gesammelt. Das merkt man erst, wenn man in Not ist. Wie viele Leute sind da für mich. Ich merke, dass ich viel gereifter an Studium und Ausbildung heran gehe. Vielleicht habe ich die Krankheit gebraucht. Ich gehe soweit zu sagen, dass ich der Krankheit dankbar bin. Vielleicht muss es nicht gerade diese Krankheit sein, aber der Prozess, das krisenhafte Erleben und was dann alles mit mir und um mich herum passiert ist, hat mich reifer gemacht, im tieferen Sinn menschlicher.

Manche Menschen berichten von Wandel und Veränderung in der Zeit nach der akuten Bedrohung. Sie sprechen ja auch so.

Ja, es hat sich ganz stark gewandelt in mir. Meine Wahrnehmung des Körpers zum Beispiel. Wenn ich heute aus einem klimatisierten Raum in die Sonne komme und merke den Unterschied, dann spüre ich das im Körper viel stärker als früher. Oder wenn ich etwas gegessen habe, merke ich förmlich, wie der Prozess der Verdauung einsetzt. Ich orte alle Empfindungen des Körpers ganz genau und spüre mich viel intensiver.

Meine Beziehungen haben sich grundsätzlich gewandelt. Die Erfahrung der Krankheit hat mich verändert, klarer gemacht: Wer besucht mich, mit wem kann ich reden, wer interessiert sich für mich, wer nicht? Da hat ein starker Wandel in meiner Beziehungslandschaft stattgefunden. Völlig überraschend für mich. Von manchen, von denen ich gedacht habe, sie nehmen stärker Anteil, habe ich kaum was gehört, andere, neue Leute sind in mein Leben getreten. Mit denen habe ich mich sehr stark und innig verbunden. Insbesondere hat sich meine Beziehung zu meiner Familie geändert. Ich habe ihre Liebe gespürt und meine Liebe zu ihnen.

16

Und Ihre persönlichen Werte und Einstellungen?

 Ich merke, dass ich heute manchmal anecke, wenn sich zum Beispiel Leute freuen. Einer hat eine Klausur bestanden oder ein neues Auto gekauft oder so etwas ähnliches, dann kann ich mich offensichtlich nicht so freuen wie alle anderen. Manchmal werde ich gefragt, was ist denn mit dir? Ich freue mich zwar auch, aber ich nehme das anders wahr. Irgendwie relativer. In einem größeren Zusammenhang. Ich weiß wohl, wie wichtig es ist eine Klausur zu bestehen, aber ich weiß auch, wie unwichtig es ist vor dem Hintergrund, überhaupt zu leben und am Leben teilnehmen zu dürfen. Ich glaube, so eine Krankheitserfahrung, wo man mit dem Tod konfrontiert wird, führt zu einer großen Relativierung. Es ist ein Gewinn- und Verlustgeschäft. Zu dem Gewinn gehören manchmal Steigerungen meiner Wahrnehmung, meiner Sensibilität. Ich genieße es unheimlich, gut zu essen. Ich koche mehr selbst. Ich treffe mich mit Leuten und freue mich, dass ich Geschmack am Essen habe. Ich habe ein schärferes Sensorium, wie es den Leuten um mich herum geht, manchmal mehr als sie selber es merken. Ich habe einen geschärften Blick. Sicherlich durch meine eigene Erfahrung mit mir.

Können Sie etwas zum Thema Angst und Mut sagen?

Früher hatte ich Angst, zum Beispiel alleine nach Hause zu gehen oder nach einer Party überfallen zu werden, in eine Schlägerei verwickelt zu werden. Habe mir den Nachhauseweg genau ausgesucht. Das wäre zwar heute auch noch blöd, aber ich gehe viel unbefangener damit um. Ich bin insgesamt freier geworden. Oder, ich hatte eine Mörderangst vor dem Zahnarzt. Was kommt auf mich zu? Bohrt er? Kürzlich hatte ich eine sehr umfangreiche Wurzelbehandlung. Ich bin da ziemlich entspannt hingegangen. Das wäre mir vor einem Jahr völlig unmöglich gewesen. Die panische Angst hat sich völlig verloren, hat einer ziemlichen Gelassenheit Platz gemacht.

Wie geht es Ihnen aktuell gesundheitlich?

Richtig gut.

Worauf führen Sie Ihre jetzige gute gesundheitliche Lage zurück? Was hat Ihnen am meisten geholfen?

Was mir am meisten geholfen hat, sind meine Urlaube im Jahr nach der akuten Erkrankung mit meinem Vater, mit meiner Familie, mit meinem Opa, mit meinen Freunden. Ich habe viele Länder bereisen können: Madeira, Dänemark, zwei Wochen Italien. Das hatte ich mir während der Krankheit gewünscht und habe das dann auch gemacht. Ich kann bei Reisen ganz viel gewinnen, das hat mir innerlich ganz toll gut getan. Das ist wie eine Arznei, ein Cocktail von verschiedenen Dingen. Einmal raus aus der Situation, in der ich krank geworden bin, aus der Nähe des Krankenhauses, weg von den Umständen, den Gerüchen, den Rhythmen. Dann die Nähe vertrauter Personen. Alles noch einmal zu besprechen, aufzuarbeiten und eben die neuen Eindrücke der Region, in der ich mich befinde.

Sehr geholfen hat mir auch die Arbeit, zum Beispiel jetzt die Ferienarbeit, in der Fabrik zu stehen, an einer Maschine, wieder richtig arbeiten zu können, ein Produkt zu sehen, das Gefühl zu haben, du kannst das schaffen. Neben mir die anderen Leute. Genauso zu sein wie die, an einem geregelten Rhythmus teilzunehmen. Morgens aufzustehen, zur Arbeit zu gehen und abends wiederzukommen. In eine normale Bahn zurückzukehren.

Was die Medizin angeht, die kann ich nicht uneingeschränkt loben. Ich glaube, ich weiß, dass es wichtig ist, diese verdammten Medikamente zu nehmen. Sie haben Nebenwirkungen. Die Medizin kann schockieren. Es ist ein zweischneidiges Schwert. Es hilft, und es bereitet Schmerzen.

Wichtig für mich war noch Sport zu treiben und Musik mit meiner Band auf einem Konzert zu spielen. Auf eine positive Art und Weise Schlagzeilen zu machen. Nicht nur »oh, dem geht's schlecht«, sondern »da ist er wieder, super, wie er gespielt hat«.

Was genau will ich eigentlich wissen?

Manchmal denke ich, ich muss möglichst viel über meine Krankheit wissen, über den Tumor, seine Beschaffenheit, die einzelnen Rezeptoren, über mögliche Behandlungen, vielleicht auch über Außenseitermethoden, dann wieder denke ich genau anders: Das belastet mich nur. Ich verstehe sowieso nur die Hälfte. Das soll der Arzt übernehmen, der das studiert hat und sich doch auskennt.

Sie sprechen hier ein Dilemma an, in dem tatsächlich viele Krebsbetroffene kurz nach der Diagnose stehen. Sie treffen auf Behandler, die lediglich Empfehlungen geben, Sie aber stets auch zu Bewertung und Mitentscheidung auffordern. Die Krebsmedizin favorisiert den mündigen und kompetenten Patienten. Der Arzt möchte wichtige Therapieentscheidungen mit dem Patienten gemeinsam treffen.

Also nicht mehr so wie früher, wo sich der Patient oft unwissend wie ein Kind in die Hände des Arztes begab?

Diese Medizin war noch paternalistisch geprägt, der Arzt trat väterlich auf, nahm den Patienten quasi an die Hand. Der wiederum stellte nur zwei Fragen: Herr Doktor, muss ich daran sterben? Bleibt etwas zurück? Heute tritt in den westlichen Ländern der Arzt partnerschaftlich auf. Er sucht das Gespräch mit dem Patienten auf gleicher Augenhöhe. Dazu wird er von seinem Fachgesellschaften geradezu aufgefordert.

In westlichen Ländern? Herrschen anderswo noch andere Sitten?

In China beispielsweise bespricht sich der Arzt zunächst mit der Familie des Krebspatienten, er teilt ihnen die Diagnose mit und überlegt, mit ihnen zunächst was zu tun ist. Danach sucht man gemeinsam den passenden Weg, den Betroffenen selbst einzubeziehen.

Na, das passt ja nun gar nicht mehr in die heutige Zeit. Da käme ich mir als Betroffener sehr komisch und unmündig vor.

Wir müssen das differenziert sehen: Nicht jeder ist zu allem in der Lage, nicht alles ist für jeden bekömmlich. Es gibt in den letzten Jahren genauere Erfahrungen mit der sogenannten Patientenkompetenz. Dazu gehört nicht nur, den Patienten aufzuklären, ihn in Therapieentscheidungen einzubeziehen, ihm die Möglichkeit zu geben, Wissen zu erwerben, ihn zu unterstützen, damit er sich seelisch stabilisiert. Nein, es gehört auch zur Patientenkompetenz, den Patienten zur Überlegung anzuregen, wie viel Verantwortung er alleine tragen will und welche Mitverantwortung er vielleicht auch abgeben möchte.

Was dann als sehr erleichternd empfunden werden könnte?

Nach den bisherigen Erfahrungen ist das Bedürfnis, sich mit der Krankheit und der Behandlung genauer auseinanderzusetzen, bei jüngeren Patienten ausgeprägter. Die lesen mehr, besuchen manchmal Seminare. Sie erleben anfangs Angst, späterhin jedoch größere Gelassenheit im Umgang mit dem eigenen Schicksal. Daher kommt auch der Satz: Wissen gegen die Angst
Jeder sucht seinen eigenen Weg und kann ihn auch auf der Wegstrecke ändern. Die Fähigkeit, sich mit der eigenen Erkrankung und belastenden Details zu beschäftigen hängt auch mit der Zeit zusammen, die nach dem Schock der ersten Mitteilung vergangen ist. Manche Patienten suchen erst Monate später – in innerlich beruhigteren Zeiten – Informationen, beispielsweise in Büchern, durch das Nutzen eines sogenannten Patiententelefons, über informelle Gespräche mit anderen Ärzten oder auch mit Gleichbetroffenen.

Sie meinen, ich soll mich aufmerksam beobachten, wie ich auf Informations-suche reagiere, welche Bedürfnisse ich hierzu in mir wahrnehme, wann ich wieviel wissen oder auch nicht wissen will und was an Mitverantwortung ich abgeben möchte?

Genau so! Dann sind Sie auf den Weg zu einem kompetenten Patienten.

Literatur:

Deutsche Krebshilfe. Die blauen Ratgeber. Informationen für Betroffene und Angehö-rige zu den wichtigsten Krebserkrankungen (kostenlos zu beziehen bei der Dt. Krebshilfe e.V., Buschstr. 32, 53113 Bonn)

Nagel GA. Patientenkompetenz. Krankenhauspharmazie 2005; 26: 128–33.

Patiententelefon: Krebsinformationsdienst (KID) Heidelberg. Dt. Krebsforschungs-zentrum Heidelberg (Tel. 06221-410121, werktags von 8–20 Uhr)

Margret T., 33 Jahre
verheiratet, 1 Kind, Eventmanagerin
Erstdiagnose mit 26 Jahren:
Hautkrebs (Melanom)

Wann sind Sie erstmalig mit der Krankheit in Berührung gekommen, und wie erinnern Sie sich daran?

Es war eine Routineuntersuchung. Ich bekam einen Anruf, sollte in die Praxis kommen, Dr. A. wollte mit mir sprechen. Ich sollte mich innerhalb von 2 Tagen in der Uniklinik Köln melden, um mich operieren zu lassen. Ich hätte Hautkrebs, einen von der gefährlichen Sorte.

Ich weiß noch, die Klappe fiel, ich war im Schock, ich hatte das Gefühl zu fallen, ohne ein Geländer zu haben, es riss mir den Boden unter den Füßen weg.

Ich stand komplett neben mir, die Familie organisierte alles, ich konnte irgendwie nicht daran teilnehmen. Ich kann mich noch genau an diesen Zustand erinnern.

Zwei Tage später fuhr ich zur Uniklinik, fühlte mich hilflos, klein, hatte panische Angst. Ich wusste ja, was auf mich zukommt, bin selbst OP-Schwester gewesen. Die ganzen Tage hatte ich massive Existenzängste. Ich dachte, ich sterbe, erlebe nicht mehr, wie mein Kind in die Schule kommt.

Dieser Zustand hielt noch einige Tage an, da ich auf die Ergebnisse warten musste. Ich war irgendwie in der Schwebe, keiner äußerte sich. Tagelang. Gut, dass meine Schwägerin an meiner Seite war. Alle Arztgespräche mussten sozusagen für mich nochmal wiederholt werden. Ich konnte das nicht aufnehmen.

Es wurde dann klarer, glücklicherweise hatte der Krebs nicht gestreut, die Lymphknoten waren nicht befallen. Ich wurde in eine Studie mit Interferon aufgenommen.

Ich war wieder zu Hause. Ich hatte die Ergebnisse, allmählich bekam ich Boden unter die Füße. Ich habe dann 5 Jahre Interferon gespritzt. Die ersten zwei Monate 9 Millionen Einheiten jeden 2. Tag, da ging es mir ausgesprochen schlecht. Ich war erschöpft, die Schuppenflechte brach wieder aus, ich war depressiv, hatte Gliederschmerzen. Ich hatte übrigens eine ganz tolle Ärztin, die mich 5 Jahre lang während der Studie begleitet hat. Die Interferontherapie wurde dann nach 2 Monaten halbiert, ich bekam die Möglichkeit, Paracetamol gegen die Nebenwirkungen zu nehmen, und es ging mir mit dieser Reduzierung allmählich besser.

Was 1–2 ½ Jahre geblieben ist: Dass ich jeden Tag daran dachte, mal weniger, mal öfter, aber jeden Tag, dass ich bedroht sei. Dass ich mich jeden Tag genau beobachtete, dass ich Panik bekam bei Kleinigkeiten, die sich irgendwie auf meiner Haut zeigten oder sich irgendwie im Körper äußerten. Ich konnte mich gar nicht mehr beruhigen. In diesen ersten zwei Jahren bin ich zweimal außer der Regel nach Köln gefahren, habe mich untersuchen lassen, musste mich beruhigen lassen. Einmal waren die Lymphknoten verdickt, dann hatte ich Halsschmerzen. Es waren vielleicht keine besonderen Symptome, aber ich maß denen eine besondere Bedeutung zu.

Die Nachuntersuchungen fanden 4 Jahre im vierteljährlichen und ein Jahr im halbjährlichen Turnus statt. Während dieser ganzen Zeit bis heute, das sind nunmehr 6 Jahre, ist alles zweifelsfrei geblieben, es ist alles okay.

Wie stellen Sie sich die Zusammenhänge aus heutiger Sicht vor, unter denen die Erkrankung aufgetreten ist? Womit hat sie zu tun?

Wenn ich mit dem heutigen Wissen zurückschaue, weiß ich, dass mir alles zuviel war. Ich machte damals alles und alles schnell und wollte alles gut machen. Ich war Everybody's Darling. Ich habe meine Wurzeln, meinen Charakter verloren. Als Kind in Polen aufgewachsen mit polnischen Eltern und einer Reihe von Geschwistern, habe ich mich total von meiner eigenen Familie entfernt und mich sehr stark »verwestlicht«. Aus heutiger Sicht weiß ich, dass ich mich total verbogen und verdreht habe. Das war der Grund, dass ich zusammenklappte, dass mein Körper etwas merkte, was mein Kopf nicht begriff. Es war ein Wink von oben, ich war nicht ich selbst, hatte den Kontakt zu meiner eigentlichen Person verloren, war irgendwie zum Klischee des Bildes geworden, das ich von mir hatte. Mein Vater verstand mich nicht mehr. Ich war ihm fremd geworden.

Haben Sie Wandel und Veränderung erlebt? Können Sie etwas dazu sagen?

Ja, in den Beziehungen vor allem. Zu Anfang habe ich mich distanziert von Verwandten und Freunden, ich habe mich entzogen, es tat mir nicht gut, es war mir alles zuviel. Ich weiß noch, dass ich extrem überspitzt auf meine

Gesundheit geachtet habe. Im Laufe der Jahre konnte ich das Übertriebene an Wachsamkeit etwas ablegen. Gott sei Dank. Konnte auch die anderen mehr sehen, wie es denen geht.

Können Sie etwas zum Wandel bei Ihnen selbst sagen?

Ich habe versucht mich zu kultivieren oder »es in mir« hat versucht sich zu kultivieren. Ich kann die Bremse ziehen, wenn es zuviel wird. Ich habe sehr viel Temperament, muss lernen, mit mir umzugehen. Ich merke meine Belastungen früher. Ich bin überhaupt nicht mehr die, die ich früher war. Heute achte ich auf innere Ruhe, aber noch bin ich auf dem Weg zu diesem Ziel, ich bin da noch nicht angekommen.

Mein Bewusstsein hat neue Wertigkeiten geschaffen. Ich weiß heute, was mir wichtig ist. Ich weiß, woher ich komme, und ich weiß meine Wurzeln anzunehmen. Ich stehe zu meiner Familie und ebenso zu meiner Ursprungsfamilie, das steht für mich ganz bewusst und ganz oben an. Dazu zählt, an alten Gebräuchen aus meiner Heimat festzuhalten. Gemeinsam Waldbeeren zu sammeln oder Feste zu feiern.

Was meine Arbeit angeht – ich bin mittlerweile nicht mehr OP-Schwester, sondern habe mich vor einiger Zeit als Eventmanagerin selbstständig gemacht – bin ich ebenfalls in einem Wandel. Ich bin nicht mehr der Sklave meiner selbst, ich kann delegieren oder ich lerne es zumindest. Ich kann Hilfe annehmen. Im Vorfeld, wenn ich ein Projekt habe, überlege ich mir, wer hilft mir dabei, damit ich mich nicht verliere und meine Zeit und meine Ruhe behalte. Das sind für mich Meilensteine. Ich kann das schon viel besser als früher, aber ich bin noch nicht am Ziel.

Können Sie zum Thema Angst und Mut etwas sagen?

Ich habe Angst vor dem Tod gehabt, heute habe ich noch Angst um meine Gesundheit. Ich bin nicht mehr so ängstlich in Alltagsdingen. Schaffte ich es früher nicht, bei der Arbeit Nein zu sagen, kann ich das jetzt. Ich merke im Bauch, wenn es mir zuviel wird. Ich versuche dann dementsprechend zu reagieren. Das ist für mich Mut: Das Leben mehr nach eigenen Regeln zu bestimmen. Dadurch bin ich eindeutig kreativer geworden, was mir in meinem Job natürlich hilft. Der Erfolg stellt sich von alleine ein. Ich darf mich nicht verschlucken lassen.

Wie geht es Ihnen gesundheitlich im Moment?

Gut. Ich habe keinerlei Einschränkungen. Ich habe auch keine Angst vor dem Melanom mehr, aber ich habe sicherlich noch Angst, wieder in eine übertriebene Wachsamkeit, in eine Hysterie zu verfallen. Ich muss aufpassen, wenn es kommt, wenn ich in diesen Zustand komme, dass ich nicht übertreibe, das muss ich noch lernen. Ich muss auch lernen, mit mir selbst noch besser zurecht zu kommen, ich bin ein »Feuer- und Flammetyp«, ich muss lernen, mich zu kultivieren und meine Regelmäßigkeiten zu pflegen.

Was hat Ihnen Ihrer Einschätzung nach beim Gesundwerden am meisten geholfen?

Es ist ein Gesamtpaket: Der familiäre Rückhalt, sicher die Psychotherapie, dass ich alles neu bedacht habe und die Entwicklung, die sich daraufhin angeschlossen hat. Die Medizin zweifelsohne auch, aber sie hat zwei Seiten. Einerseits schafft sie Sicherheit und andererseits macht sie Angst. Es war so ein 3-Monatszyklus, eine Woche vor der regelmäßigen Nachuntersuchung hatte ich Angst, wenn das Ergebnis gut war, hatte ich wieder 2–2½ Monate Ruhe, dann hatte ich wieder Angst und so ging es weiter. Das Interferon hat mich unterstützt, ich habe es gemerkt, als diese Unterstützung aufhörte, da habe ich wieder gemerkt, wie ich selbst in übertriebener Weise wachsam wurde.

Bei mir selbst hat sich eine starke Entwicklung gezeigt. Ich war nicht wirklich die Margret, ich war verkrümmt. Ich habe deutlich mehr zu mir gefunden, habe gelernt, meinem Wesen entsprechend authentischer zu sein und bin dabei herauszufinden, was mir gut tut und was mir nicht gut tut, und beides zu unterscheiden.

Ganz wichtig war noch eine Erfahrung, die ich als Reiterin gemacht habe. Ein Pferd braucht das Gefühl, dass der Reiter sicher ist, dass man als Reiter eine Vertrauensperson ist und selbst in sich ruht. Dann kann das Pferd sich seinem Reiter anvertrauen und folgt ihm. In der Zeit, als ich selbst nicht wusste, was mit mir war, spürte mein Pferd die Unsicherheit. Es drehte mir den Hintern zu. Betrat ich die Box, legte es die Ohren nach hinten. Ich habe dann ein Buch gelesen über die Charakterschule und wie sich das auf das Pferd auswirkt. Ich habe einige Stunden bei einer Trainerin genommen und ich weiß heute, Pferde halten dir den Spiegel vor. Im Zustand des Pferdes konnte ich mich wieder erkennen. War ich nicht bei der Sache, also beim Pferd, oder war ich nervös oder ängstlich, war das Pferd genauso.

Je mehr ich Sicherheit gewann, desto mehr baute mein Pferd zu mir ein Verhältnis auf. Es lehnt sich heute an, und es respektiert mich. Ein Pferd lebt im Hier und Jetzt. Wenn ich nicht bei ihm bin und nicht im Hier und Jetzt, sondern wenn meine Gedanken abschweifen, bekomme ich sofort die Reaktion. Die Eigenschaft nehme ich mit, den Alltag bewusst zu leben und mich aufs Wesentliche zu konzentrieren.

Die Suche nach dem Verstehen der Krankheit

Natürlich habe ich mich gefragt, warum ich, warum gerade jetzt? Diese Fragen kamen schon unmittelbar nach der ersten Diagnose. Reagiere nur ich so?

Viele reagieren so. Allerdings werden diese Fragen oft wieder verworfen, um sich den wichtigen Seiten der folgenden Behandlungen zuzuwenden. Sie tauchen dann aber später wieder auf und begleiten den Prozess der inneren Auseinandersetzung mit der Erkrankungssituation

Mein Arzt rät mir, mich mit den Überlegungen zu möglichen Ursachen gar nicht erst zu beschäftigen. Die Ursachen seien in der Regel ungeklärt bzw. multifaktoriell, man müsse an sehr viele Dinge denken, das würde mich nur belasten.

Das scheint mir zu kurz gegriffen und hilft auch nicht richtig weiter. Es wird schnell klar, welche Bedeutung Fragen nach einer persönlichen Mitverursachung haben, wenn wir uns anderen Krisen im Leben zuwenden: Reißt zum Beispiel ein schwerer Sturm das Dach Ihres Hauses weg, werden Sie alles daran setzen, das Dach möglichst schnell dicht zu bekommen. Erst dann kommt die Frage nach dem Warum, und Sie konzentrieren sich auf Fragen der Konstruktion und der Lage Ihres Hauses. Sie beschäftigen sich mit den Wetterbedingungen in Zukunft und wie Sie es schaffen, dass Ihr Haus kommenden Stürmen besser standhält.

Sie meinen, ich kann mich besser schützen, wenn ich mich mit den möglichen Zusammenhängen der Erkrankung auseinandersetze?

Na sicher. Sie wollen die Krankheit verstehen, um sich besser schützen zu können und das Risiko einer Neuerkrankung verringern zu können. Sie stellen sich Fragen, wie Sie Ihre Gesundheit stärken können, damit Sie widerstandsfähig werden. Das ist zweifelsohne vernünftig.

Nur, wenn ich auf meine Fragen auch Antworten finde.

Seien Sie nicht ungeduldig. Die Dinge sind nicht einfach. Es geht nicht sofort um Antworten, es geht um den Prozess, Kontrolle wieder zu gewinnen, allmählich wieder Sicherheit zu bekommen. Der Prozess des Fragens ist stets auch als Auseinandersetzung zu sehen, aus der ersten Hilflosigkeit zu mehr innerer Sicherheit zu kommen. Sehen Sie also bitte nicht nur die Suche nach Antworten, sondern den Prozess in Ihrem Inneren, der durch Fragen die Verarbeitung des Krankheitseinbruchs in Ihr Leben in Gang setzt.

Ich verstehe Sie schon, aber noch einmal zu der Frage nach den Ursachen. Was sagt denn die Wissenschaft, womit Krebs zusammenhängt?

Es gibt eine Reihe von Untersuchungen über Auswanderer und Einwanderer (sogenannte Migrantenstudien). Wenn sich bei diesen Menschen aus Ländern mit sehr geringen Vorkommen an Brust- und Darmkrebs die Erkrankungshäufigkeiten an diejenigen in den Einwandererländern angleichen, können wir einem Teil der Ursachen vielleicht auf die Spur kommen. Bei türkischen Frauen zum Beispiel, die sechsmal weniger in ihrem Heimatland an Brustkrebs erkranken, erhöht sich die Erkrankungsrate bei der Zuwanderung nach Deutschland oder beispielsweise in die Niederlande schon in der ersten Generation, um sich in der zweiten Generation der Erkrankungsrate deutschstämmiger oder niederländischer Frauen völlig anzugleichen.

So schnell ändert sich doch das Erbgut nicht, sodass wir bei diesen Krebsarten an zivilisatorische Einflüsse denken müssen. Oder wie meinen Sie das?

Richtig, das fasst die Wissenschaft mit dem Begriff des Lebensstils zusammen, und wir fragen uns, was denn überhaupt mit Lebensstil gemeint ist:

Das Essen ist anders, wenn wir in ein stark industrielles Land einwandern, die medikamentöse Versorgung ist in westlich geprägten Ländern gewöhnlich höher, die gesellschaftlichen Rollen sind komplexer, der Familienzusammenhalt oftmals geringer. Familien ziehen häufiger um und ziehen den Arbeitsstellen hinterher.

> Also sollte ich meinen Lebensstil überdenken, wenn ich an einer Krebsform leide, die durch zivilisatorische Bedingungen beeinflusst werden?

Wir beobachten bei Menschen nach einer Krebserkrankung ohnehin, dass sie ihre Lebensgewohnheiten durchsehen. Viele geben spontan das Rauchen auf, stellen ihre Ernährung um, bewegen sich mehr an der frischen Luft, reduzieren das, was sie für Stress in ihrem Leben halten. Sie merken ja selbst, dass Sie etwas tun wollen, was Sie für gesund halten. Dabei geht es nicht unbedingt darum, ob Sie die Ursachen Ihrer Erkrankung treffen, sondern darum, dass Sie selbst etwas tun, um in gesündere Verhältnisse kommen. Daran können Sie zum Beispiel gut erkennen, das Sie sich im Prozess der Auseinandersetzung befinden.

> Komplizierter wird die Sache sicher, wenn ich die Ursachen nicht in äußeren Lebensrisiken suche, sondern in mir, meiner Person. Bekomme ich dann neben dem Krebs nicht auch noch Schuldgefühle?

Die meisten Krebsbetroffenen überdenken Ihre Einstellungen zum Beruf, zur Familie, zu Zeitdruck, Konflikten und stressmachenden Bedingungen im Alltag. Die Forschungslage bleibt zwar sehr vorsichtig, ob problematische innere Konstellationen zu den Verursachungszusammenhängen von Krebserkrankungen zählen können, was jedoch nichts an der Tatsache ändert, dass sich der Betroffene selbst damit beschäftigt. Und zwar oft unmittelbar nach der erschütternden Diagnose. Dabei ist es sicher keine Suche nach Schuld, sondern eher nach Verstehenwollen, nach Sinn. In jedem Fall aber geraten Verhältnisse in den Fokus, die schlecht laufen.

Für mich war es vielleicht nicht so wichtig, meine Krebserkrankung zu verstehen. Der Tod war plötzlich näher gerückt, meine Lebensspanne verkürzt. Es tauchten Fragen auf, was ich mit der mir verbleibenden Zeit noch anfange.

Ich glaube, hier treffen Sie den Kern. Wenn das Leben in Gefahr ist, sucht der Mensch nach dem Wesentlichen. Wir beginnen uns zu fragen, was uns persönlich wichtig ist. Die Dinge bekommen eine andere Färbung. Was bisher wichtig schien, zum Beispiel beruflicher Aufstieg, Geld, Besitz, gesellschaftliches Ansehen, erscheint unter dem Aspekt möglicher Lebensbedrohung nicht mehr so bedeutsam. Wenige, innige Bindungen, ein sonnig beginnender Morgen, füllen Ihr Herz. Vielleicht rufen Sie spontan Ihren Sohn an, der überhaupt nicht damit gerechnet hat, machen einen Spaziergang mittags am Fluss entlang, suchen ein gemeinsames Essen mit Ihrem Partner mit Bedacht aus.

Sie beschreiben das so, als wenn meine Sinne offener werden und ich andere Dinge sehe.

Manche sprechen davon, im Leben eine Farbe mehr zu sehen. Vielleicht ändert sich aber nur die Richtung, aus der Sie wahrnehmen. Was ungefiltert von außen auf Sie einströmt, wird draußen gehalten. Sie wählen instinktiv mehr von innen her aus, was Sie sehen, spüren, schmecken wollen. Dieser Auswahlprozess kann wie ein Geschmacksverstärker im Alltagsleben wirken.

Aus einer vorher komplexen Wirklichkeit mache ich eine kleine überschaubare Welt, indem ich filtere und auswähle?

Sie machen sich Ihre Welt. Genauso! Diese Welt erleben Sie dann jedoch stärker. Sie sind unmittelbarer beteiligt. Im Übrigen gibt es nach Aussagen von Physikern und Philosophen die objektive Welt gar nicht. Es gäbe immer nur die eigene persönliche Welt. Die Welt, wie wir sie sehen. Alles wäre Sichtweise, alles subjektiv.

Sie halten solche Wahrnehmungsprozesse offensichtlich für normal, für fast zwangsläufig?

Wir beobachten eine veränderte Wahrnehmung. Das innere Erleben bekommt seinen Klang durch Zuhören. Das Hören nach Innen kommt in Situationen bedrohten Lebens zweifelsohne häufiger vor. Es erscheint einem der gesamte Lebensweg in einem Bild, als Weg- und Lebensstrecke. Das berichten auch Menschen, die sich nicht durch Krankheiten, sondern beispielsweise durch äußere Extremsituationen in Lebensgefahr befunden haben. Das Echo dieses Erlebens kann noch lange in die Zeit des Gesundwerdens hineinwirken. Das wird durchweg als wertvoll betrachtet.

Sind wir jetzt nicht ein wenig abgekommen von der Ausgangsfrage, die Krankheit verstehen zu wollen?

Finden Sie? Wir haben beschrieben, was mit Menschen gewöhnlich passiert, die sich durch eine Krebserkrankung im Leben bedroht fühlen. Wie wenn das Dach Ihres Hauses durch einen Sturm weggerissen wurde, decken sie es so rasch wie möglich neu. Das ist die Erstbehandlung. Danach machen Sie sich Gedanken über die Standfestigkeit Ihres Hauses und ob es zu stark dem Wind ausgesetzt ist. Sie verankern sich nach einer Krebserkrankung stärker im Leben – und zwar im eigenen Leben – und richten sich gewöhnlich neu aus. Das ist die übliche Reaktion, möglicherweise ein wesentlicher Baustein zur Selbstreparatur.

Wenn ich das verstanden habe, habe ich dann die Erkrankung verstanden? Wenn ich diesen Prozess, diesen Wandel von Wahrnehmen und Werten und die Veränderungen meiner Lebensgewohnheiten verstehe?

Im Leben vor der Erkrankung ließen Sie sich möglicherweise mehr von äußeren Einflüssen lenken. Die Navigation des zukünftigen Lebens nach Krebs geschieht meist mehr von innen als von außen. Dieser Lernprozess scheint instinktgesteuert, er ist nicht planbar und wird oft erst in der Rückschau verstehbar. Sie haben die Wichtigkeiten des Lebens neu geordnet, das persönliche Sinnhafte vom Oberflächlichen getrennt, bedeutsame Beziehungen vertieft, andere gekappt, Ihre Sinnesorgane geöffnet und sind sich selbst nahe gekommen.

Alles findet statt in einem länger dauernden Prozess, wir werden nicht dümmer dadurch.

Also geht es beim Verstehen der Krankheit nicht um medizinische oder psychologische Sachverhalte, die man direkt benennen könnte?

Überlassen Sie das am besten den Fachleuten, die Sie zu Rate ziehen. Aber erwarten Sie nicht zuviel von ihnen. Die Literatur ist uneinheitlich, was sogenannte Risikofaktoren angeht. Natürlich sind diese Erklärungen von Zusammenhängen von Bedeutung.

Ihr Teil des Nachdenkens beschäftigt sich nicht mit Viren, toxischen Stoffen, sondern mit der Gefahr des Lebens und wie wir damit Umgang finden. Und die Gefahren lauern tatsächlich in vielfältigen äußeren und inneren Bedingungen, denen wir uns unbedacht ausgesetzt oder hingegeben haben. Es geht um die Wahrnehmung dessen, was unsere Energien schwächt und was sie stärkt. Es geht um die Entwicklung von Widerstandskraft, um die Konzentration auf diese Kraft, um besser leben zu können und um gesund zu bleiben, so lange wir es können und dürfen.

Sie sprechen so, dass einen fast Dankbarkeit ergreift, durch so eine ernste Erkrankung zum Erkennen der Gefahren des Lebens und zum Bewusstsein des guten Lebens gekommen zu sein.

Manche sprechen so, aber nur die, die überlebt haben. Dass sie überlebt haben, ganz zweifelsohne auch durch heute mögliche medizinische Behandlung, führen viele Krebsbetroffene darauf zurück, dass sie anders aus der Erkrankung herausgekommen sind als sie hineingegangen sind. Sie glauben, durch die Krankheit zu einem vertieften Verständnis ihres Lebens gekommen zu sein. Das wird in allen Fallgeschichten deutlich.

Literatur:

Loscalzo M, Brintzenhofeszoc K. Brief Crisis counseling. In: Holland JC (ed). Psychooncology Nr 4. Oxford: Oxford University Press 1998; 662–75.

Steinweg J. Diagnose Brustkrebs – Wege zur seelischen Bewältigung. München: CIP-Medien 2006.

Tedeschi RG, Calhoun LG. Posttraumatic Growth: Conceptual Foundations and Empirical Evidence. Psychol Inquiry 2004; 15 (1): 1–18.

Zeeb H, Spallek J, Razum O. Epidemiologische Perspektiven der Migrationsforschung am Beispiel von Krebserkrankungen. Psychotherapie, Psychosomatik, Med. Psychologie 2000; 58: 130–5.

Susanne G., 53 Jahre
verheiratet, 1 Kind, Lehrerin
Erstdiagnose mit 47 Jahren: Brustkrebs

Wann kamen Sie erstmalig mit der Erkrankung in Berührung?

Es war Juli 2003. In meiner Herkunftsfamilie in L. herrschte eine Sackgassensituation. Meine Mutter war schwer demenzkrank, mein Bruder und seine Frau waren mit ihrer Pflege durch die ein und zwei Jahre alten Kinder völlig überfordert, und wir fanden für unsere Mutter keinen Heimplatz. Ich fühlte mich ebenso völlig überfordert. Eine demente ältere Frau betreuen, die noch in der eigenen Wohnung lebte, ist mörderisch. Auf der Rückfahrt von L. habe ich das Entstehen der Knoten bemerkt. Ich trug einen Bügel-BH, und der passte nicht mehr. Es war unheimlich heiß, ich bin abends unter die Dusche gegangen und habe den Knoten gefühlt. Es waren mehrere Knubbel. Ich habe zu meinem Mann gesagt: Das ist das Gift von L., das müsste man rausschneiden, dann wäre es weg. Ich bin dann zu meiner Frauenärztin gegangen, die mich zunächst auf Mastopathie behandelte. Vom Unterbewusstsein her habe ich mich jedoch um einen Termin für eine Mammographie bei einer anderen Ärztin bemüht. Denn ich fühlte mich in den Monaten vorher schon angeschlagen und hatte selbst nach den sechswöchigen Sommerferien das Gefühl, dass ich zur Kur muss.

Die Mammographie war am 21. Oktober 2003, mein Mann wurde einen Tag vorher 50 Jahre alt. Bei der Mammographie war nichts zu erkennen, und auch die Sonographie war nicht eindeutig. Bei einer Biopsie, es waren drei Knoten, hat die Ärztin den bösartigen Knoten getroffen. Ich musste zwei Tage warten und bekam dann am 23.10.2003 die Diagnose: Duktales, invasives Mammakarzinom, 1,8 cm Durchmesser, kein Lymphknotenbefall, keine Metastasen, aber Grading 3, Hormonrezeptor-negativ, HER-2 neu 3-fach positiv.

Die Diagnose riss mir den Boden unter den Füßen weg. Ich habe immer gedacht, dass mir so etwas nicht passieren kann. Es kam alles zusammen. Ich fühlte Traurigkeit, Ohnmacht und Todesangst, aus dem Leben gerissen zu werden, eine so nie gekannte Endlichkeit. Ich habe sofort meinen Mann angerufen, bin aber nicht nach Hause, sondern gleich 30 Kilometer entfernt zu einer Fachärztin für Naturheilmedizin gefahren, die ich kenne. Ich hatte das Gefühl, ich komme mit dem Schock und der Diagnose so nicht klar. Ich musste etwas unternehmen, sofort. Mein Unterbewusstsein hat mich intuitiv gesteuert, da mir die Ärztin früher schon bei einem Bandscheibenvorfall sehr geholfen hat. Vielleicht war es dieses Vertrauen. Sie hat mir verschiedene Kügelchen verschrieben und ich habe mit ihr intensiv geredet. Ich wurde ruhiger.

In der Mammographiepraxis hatte ich vorher gefragt, was ich jetzt machen und wo ich mich operieren lassen soll. Sie nannten mir neben der Klinik in H. und D. auch die in O. und sagten, dass in O. die psychologische Betreuung gut sei. Ich habe mich deshalb spontan für O. entschieden, weil ich dachte, ich komme sonst mit dem Schock nicht klar. Man wird ja öfter konfrontiert mit Leuten, die eine Krebsdiagnose erhalten und ich habe dann schon immer gedacht, wenn mir so etwas passieren würde, würde ich diese Hilfe brauchen.

Die Feier des 50. Geburtstages meines Mannes, die in diese Zeit fiel, habe ich wie in Trance durchgestanden, man hat mir jedoch nichts angemerkt. Was ich selbst im Nachhinein nicht gut finde, ist, dass ich meinem Sohn nichts gesagt habe. Er hat an diesem Tag die Musik gemacht und hat das hinterher stark kritisiert. Aber ich war da noch nicht soweit. Vielleicht wollte ich ihn auch schützen.

Wie ging es dann medizinisch weiter?

 Eine Woche später ging ich dienstags ins Krankenhaus, wo am 29. Oktober die Operation erfolgte. Diesen Tag feiere ich heute wie einen zweiten Geburtstag. Am OP-Tag hatte ich so ein gutes Gefühl. Ich wusste, der Tumor ist raus, und habe mich plötzlich wieder fit und gut gefühlt, hatte meinen alten Gesichtsausdruck wieder und war wie befreit. Ich hatte auch keine Angst vor den Folgeuntersuchungen an Leber und Knochen. Ich wusste, da ist nichts. Vielleicht hat mein Körper es ja vom Unterbewusstsein her so gesteuert, dass nicht gestreut wurde, dass durch die Mammographie und die OP eine Lösung in Sicht war.

Im Krankenhaus hatte ich das erste psychotherapeutische Gespräch, und dabei kam der Ausdruck »Das Gift von L.« (Ort, an dem die demente Mutter lebte) aus mir raus, ohne bewusst darüber nachzudenken. Mir wurde dann bewusst, dass ich nicht nur den Schock verarbeiten, sondern die Ursachen bearbeiten muss.

Sie sehen da Zusammenhänge? Können Sie mehr dazu sagen?

Als ich den Knoten fühlte, war mein erster Gedanke: Das ist »das Gift von L.« und muss rausgeschnitten werden. »Das Gift von L.« hat eine Vorgeschichte, was ich erst später erkannt habe. Ich habe von klein an versucht, die Erwartungen meiner Eltern zu erfüllen. Die Beziehung meiner Eltern war konflikthaft belastet, Mutter hat mir kurz nach dem Tod des Vaters vor zehn Jahren von einem Ereignis erzählt, was zu diesen Konflikten geführt hat. Das habe ich als Kind nicht gewusst. Ich habe immer gedacht, ich muss etwas machen. Ich muss das tüchtige, brave Kind sein, das seine Eltern mit Stolz erfüllt, besonders meine Mutter. Ich habe sie als Opfer gesehen und emotional immer versorgt. Sie sollte nicht traurig sein. Im Gegenzug habe ich aber weder Lob noch Liebe erfahren.

Ich habe die Erwartungen meiner Mutter als Kind erfüllt und später im Erwachsenenalter auch die Erwartungen meiner Familie und im Beruf. Komisch war, dass ich diese »Erwartungen« gespürt habe. Direkt gestellt wurden sie gar nicht. Ich stand immer unter Druck, wie ein Hamster auf der Rolle, habe mir keine Zeit für meine Hobbys, für mich selbst und schon gar nicht zur Entspannung gegönnt. Ich habe z.B. beim Gedanken an einen Spaziergang gedacht, dass das Zeitverschwendung ist, und mir überlegt, was ich in dieser Zeit alles tun könnte. Heute finde ich das natürlich ganz schrecklich. Verwandte und Freunde haben mich früher sogar darauf hingewiesen, doch ich habe es einfach ignoriert.

Wie ging es dann mit der medizinischen Behandlung weiter? Nach der OP?

Ich habe nicht sofort mit der Psychotherapie angefangen, sondern begann zuerst mit der Chemotherapie FEC in sechs Zyklen über 15 Wochen und bekam das ganze Programm der Bestrahlungen, insgesamt 30 Stück. Nach vier bis fünf Wochen trug ich eine Perücke und nach der zweiten Chemo begann ich mit der Psychotherapie. Da ist sofort was Wesentliches passiert. Die letzten drei Chemos habe ich besser vertragen als die ersten drei, eigentlich ist es immer umgekehrt. Es hat mir geholfen, dass ich mir vorgestellt habe, dass die Chemotherapie Medizin für mich ist, die meine Krebserreger vernichtet. Ich habe sehr viel Wasser getrunken, weil ich dachte, dass ich diese Erreger und Schadstoffe einfach ausschwemmen muss. Und ich habe viel gelesen, besonders die Bücher von Simonton und habe mir Simontons Meditation angeeignet.

Vor der 6. Chemo gab es folgende Begebenheit: Die ganze Familie hatte einen Infekt und nahm Antibiotika. Bei mir ging es auch los, ich durfte jedoch wegen der Chemo keinen Infekt bekommen. Nach Simonton habe ich visualisiert, habe Kontakt mit diesem Infekt aufgenommen. Am Morgen der 6. Chemo habe ich mir zum letzten Mal die Nase geputzt und der Infekt war verschwunden. Meine Familie musste danach noch das Antibiotikum wechseln. Ich kam in Berührung mit der Kraft, die darin liegt, sich eigene Bilder vom Gesundsein und vom Kranksein zu machen.

Nach der Chemo und den Bestrahlungen wollte ich gern in eine Studie für Herceptin. Ein Arzt aus Köln sagte, ich solle unbedingt dieses Medikament nehmen, weil die Erreger ja immer noch in meiner Blutbahn schwimmen. Da war ich sehr geschockt, weil ich ja die ganze Behandlung hinter mir hatte und mich nicht mehr für krank hielt. In D. wurde entschieden, dass ich an dieser Studie nicht teilnehmen konnte. Ich hatte im Jahr 2001 eine leichte Herzmuskelentzündung durch einen Infekt, und dieses Medikament greift das Herz an. Im Nachhinein bin ich unheimlich froh, dass ich dieses Medikament Herceptin nicht genommen habe oder noch nehme, weil ich glaube, dass ich dann nicht das Gefühl hätte, ich bin jetzt gesund.

Die Tumormarker waren während der Erkrankung noch recht hoch und gingen während der Chemophase runter. Heute sind sie so weit unten, dass sie gar nicht mehr messbar sind. Nach den Bestrahlungen hatte ich das Gefühl, dass ich jetzt gesund bin. Deshalb habe ich auch keine Kur gewollt. Ich war mit meinem Mann in den Sommerferien 2004 auf Sylt, und mein Sohn und seine Freundin haben uns dort besucht. Ich gehe nun zweimal jährlich zur Frauenärztin und einmal jährlich zur Mammographie und zur regelmäßigen Blutuntersuchung. Die Sache ist nun fünf Jahre her, der Abstand zur Krankheit ist groß geworden, die Nähe zum Leben ist gewachsen.

Haben Sie Wandel und Veränderung in der eigenen Person und im Umfeld bemerkt? In Ihrer Beziehung? In den Beziehungen zu Ihnen nahe stehenden Menschen? In Ihren Werten und Einstellungen?

Ja. Früher habe ich nur funktioniert, war der Hamster auf der Rolle. Ich war gar nicht ich selber, habe nicht bewusst gelebt und eigentlich nur die Erwartungen meines Umfelds erfüllt. Ich habe seit der Krankheit viel gelesen und vor allem in der Psychotherapie Anregungen bekommen, über mich nachzudenken. Ich habe mich in diesen Prozess eingelassen, umzudenken. Zum Beispiel habe ich mich während der Chemo erwischt, Schränke auszuwaschen, wusste aber, dass ich das eigentlich gar nicht will. Und ich habe sofort aufgehört. Ich habe ganz bewusst angefangen, mich selber wahrzunehmen und selber zu denken, zu entscheiden, was will ich denn. Ich war dann ziemlich schnell nicht mehr die Getriebene, sondern konnte mein Leben gestalten. Aktiv, von innen her. Egal, was andere über mich denken. Das war vorher nicht der Fall. Ich bin viel achtsamer geworden in dem, was ich mache, und mein Denken ist zweigleisig geworden. Ich passe immer auf, dass mir Dinge auch gut tun, wähle stärker aus.

So habe ich auch Freundschaften geordnet, oberflächliche Freundschaften gelöst und neue Freunde gewonnen. Ich hatte plötzlich Zeit, wertvolle Gespräche zu führen. Meine Familie, das sind mein Mann (54) und mein Sohn (23), hat zu mir gestanden und sich, zwar nicht ganz so schnell wie ich, auf diesen Umdenkungsprozess eingelassen. Unsere Beziehungen sind auch intensiver geworden. Ich glaube schon, dass ein intaktes, soziales Umfeld sehr, sehr wichtig ist beim Gesundwerden.

Ich habe mich nie gefragt, warum die Krankheit mich getroffen hat, weil mir klar war, dass das Fass übergelaufen war. Ich war tatsächlich innerlich vergiftet. Mir wurde sehr schnell klar, dass die Krankheit eine Chance für einen Neuanfang ist. Ich habe mich verändert, war nicht mehr so kontrolliert und bin auch öfter angeeckt, weil ich direkter bin und Gefühle mehr rauslasse. Das ist heute auch noch so, ich reagiere oft spontan, und es kommt auch vor, dass ich mich entschuldigen muss. Doch die Leute in meinem Umfeld wissen das und empfinden mich als sehr ehrlich. Auch in meinem Umfeld Schule sage ich z.B. in Konferenzen Dinge, was ich mich früher nie getraut hätte. Es geht mir einfach besser damit. Ich habe nun wesentlich mehr Energie und Kraft. Nach der Wiedereingliederung, die im Sommer 2004 mit halber Stundenzahl begann, habe ich seit dem 11. Februar 2005 eine volle Stelle als Lehrerin, die ich die Jahre davor nicht hatte. Ich habe wesentlich mehr Energie und Kraft, weil ich seit der Erkrankung nichts mehr mit Widerwillen und Groll mache. Ich mache alles bewusst und gerne. Es gibt natürlich auch Dinge, die ich machen muss, weil es zu meinen Pflichten gehört, doch ich versuche, auch denen etwas Gutes abzugewinnen und meine Einstellung dazu zu ändern. Also, es hat sich im Äußeren wenig, im Innern vieles dramatisch verändert.

Haben Sie auch eine kleine Geschichte zu Angst und Mut?

Nach der Diagnose hatte ich Angst. Angst vor einer Wiedererkrankung und Angst vor dem Tod. Ich habe diese Angst auch zugelassen. Nach der Operation hatte ich keine Angst mehr vor Metastasen, doch die Angst, dass der Krebs wiederkommt, blieb. Durch die Informationen und die psychologische Betreuung ließ die Angst immer mehr nach, und ich bin mutiger geworden, das kann man als Waagemodell sehen. Angst auf der einen Seite, Mut auf der anderen Seite. Die Waage tendierte anfangs in Richtung Angst, allmählich ist sie in Richtung Mut gekippt, weil ich mir viel Wissen angeeignet habe, Vertrauen in die Medizin hatte und habe und weil das durch die Psychotherapie gewonnene Wohlgefühl immer mehr in positive Stimmung kam und mich selbstsicherer und gelassener machte. Dadurch ging die Angst mehr und mehr zurück.

Ein Jahr nach meiner Erkrankung ließ die Angst ganz nach, meine Haare begannen wieder zu wachsen. Ich begann, mich gut zu fühlen, habe viele Bücher kritisch gesehen, weil nur der medizinische Aspekt beleuchtet wurde und der psychologische außen vor blieb. Ich wurde zunehmend ich selber, gelassener und mutiger, und habe eine Leichtigkeit erfahren, die ich nicht gekannt habe.

Zum Thema Mut gibt es eine schöne Geschichte: Mein Sohn hatte einen leichten Auffahrunfall mit meinem Auto, und mein Mann und er hatten es verkauft und mir vom Erlös ein anderes Auto gekauft. Es war das gleiche Modell, ein Fiat Cinquecento. Doch das Auto war grau, und ich wollte kein graues Auto. Ich wollte ein buntes, weil ich inzwischen das Leben als bunt gesehen habe. Wir haben dann das Auto über eine Werbefirma mit bunten Streifen bekleben lassen. Knallbunt. Meinem Mann war es anfangs etwas peinlich, mir war aber nach bunt. Ich selbst habe das aber gar nicht als so mutig empfunden.

Wie geht es Ihnen heute gesundheitlich?

 Mir geht es super. Früher hatte ich dreimal im Jahr einen Infekt, der mit Antibiotika behandelt werden musste. Oft hatte ich einen verspannten Nacken und Migräne. Wenn ich schon einen Hauch Wind spürte, hatte ich Angst, dass es wieder auf den Nacken schlägt. Heute denke ich so gar nicht mehr. Vorher stand ich immer unter innerlicher Anspannung, jetzt bin ich gelassen. Meine Grundeinstellung und Grundanspannung haben sich verändert. Im Moment bin ich nicht bereit, mich starren Normen zu unterwerfen, wenn sie nicht meinem Maßstab entsprechen. Ich bin irgendwie im Aufbruch. Ich bin immer schon gerne Ski gefahren, aber wie jetzt mit 52, 53 Jahren steile Hänge im Tiefschnee herunterzufahren, habe ich mich nie getraut. Ich wurde wachgerüttelt und kann sehr gut mit mir umgehen. Ich sehe eine Aufgabe für mich, anderen betroffenen Frauen zu helfen. Es haben mich schon wiederholt betroffene Frauen besucht, und es rufen mich Verwandte von Betroffenen an. Ich kann da was zurückgeben.

In meiner Schulzeit wurde ich mal gefragt, worin ich den Sinn des Lebens sehe. Der Lehrer war geschockt, weil ich antwortete, dass ich das nicht sagen kann. Heute weiß ich es. Erst nach meiner Erkrankung sehe ich einen Sinn in meinem Leben. Was ich heute mache, habe ich vorher vermisst. Ich muss es vorsichtig ausdrücken, wenn ich dankbar bin, dass ich die Erkrankung hatte. Außenstehende verstehen das nicht. Ich bin aber dankbar, dass ich die Erkrankung hatte, um zu verstehen, dass das Fass übergelaufen war. Ich bin dankbar, dass meine Erkrankung frühzeitig erkannt wurde und ich gut medizinisch versorgt wurde. Ich bin dankbar, dass ich durch die psychologische Betreuung die Chance haben durfte, mein Leben zu ändern, und zwar in jeder Richtung. Ich bin sogar in einen Prozess gekommen, dass ich meiner Mutter verziehen habe. Ich habe erkannt, warum ich von ihr nicht die Herzlichkeit erfahren durfte, die ich mir gewünscht habe. Sie hatte ein schweres, hartes Leben. Ich habe es ihr auch gesagt, dass ich es ihr verziehen habe. Ich bin nicht sicher, ob meine Mutter, die heute noch lebt, es aufgrund ihrer schweren Demenz verstanden hat, hoffe aber, dass ihr Unterbewusstsein es aufgenommen hat.

Worauf führen Sie Ihre wieder gewonnene Gesundheit zurück? Was hat Ihnen denn am meisten geholfen?

Dass ich medizinisch optimal versorgt worden bin und die Psychotherapie. Ich habe eine vollkommene Wandlung erfahren. Ich sehe nicht mehr alles so eng, habe gelernt, bestimmte Dinge wegzulassen, um mich auf für mich wichtige Dinge zu konzentrieren. Ich lasse nicht mehr alles an mich ran, halte Abstand, lebe gesund, treibe viel Sport, wenn ich Lust darauf habe. Ich habe beim Sport nicht mehr das Gefühl, dass ich in einem Wettbewerb bin und mich beweisen muss. Ich mache es, weil ich es gerne mache und fühle, dass mein Körper im Gleichgewicht ist. Ich mache meine regelmäßige Meditation, das heißt täglich. Das halte ich nun seit Jahren so. Und wenn ich merke, dass ich in eine angespannte Situation komme, wird mir das sofort bewusst. Ich atme vier- bis fünfmal tief durch, komme wieder zu mir selber. Ich passe auf, dass ich nicht abgleite.

Ebenso hat mir meine Familie geholfen, die mir zugehört hat und bereit war, Besprochenes mit mir aufzuarbeiten. Auch meine Freunde und Bekannte haben meine Bedürfnisse wahrgenommen und gespürt, was ich mir wünsche. Vorher habe ich sowas nicht wahrgenommen und ich habe gemerkt, dass ich diese Dinge genieße, und ich genieße sie auch noch heute Das Gift ist weg.

Vom Wert der Krise

Ich verstehe den Ausdruck »Wert der Krise« nicht – was für einen Wert soll denn eine Krise haben? Ich bin in einer Krise, alles bricht zusammen und es geht mir miserabel.

Ja, das ist wohl so. Aber vielleicht nur zu Beginn. Tage später denken wir gewöhnlich darüber nach, wie wir aus dem Dilemma herauskommen. Krisenbewältigung erfolgt in mehreren Schritten – natürlich folgen diese Schritte im Leben nicht sauber getrennt und nacheinander und nicht in definierten Zeitabständen und bei jedem gleich, aber man kann einen Prozess erkennen.

Vielleicht ein konkretes Beispiel: eines Mannes, der uns später in diesem Buch (s. S. 133 ff.) seine Geschichte erzählt: Richard N., 56 Jahre, ist völlig verzweifelt, als er die Diagnose Nierenzellkarzinom bekommt. Dazu Verdacht auf Metastasen im Bereich des Bauchraums. Er spricht zu Hause nicht über das, was ihm die Ärzte gesagt haben, will seine Frau und die 14-jährige Tochter schützen. Nach Tagen wird ihm klar, es gibt gute Medizin und gute Mediziner – er sucht sie auf. Er, Privatpatient, fährt nach Wiesbaden, Heidelberg, Frankfurt, Berlin. Mit jedem Arztgespräch erlebt er sich als zunehmend kompetenterer Frager in eigener Sache. Das gibt ihm ein Stück Selbstkontrolle zurück.

Er ist krankgeschrieben und hat Zeit nachzudenken, glaubt nach 4 Wochen zu wissen, was ihn krank gemacht hat. Er beschließt, nie wieder in die Firma zurück zu gehen. Er ist seit 30 Jahren Ingenieur und zuletzt in leitender Position tätig.

Zur Psychotherapie, die er jetzt aufsucht (ca. 2 Monate nach Erstdiagnose), rät ihm ein Arzt (vorher hatte er von Psychoonkologen noch nie etwas gehört). Er erzählt eine über Jahre dauernde Geschichte von Kränkungen und Ohnmachten, die er dem System des Großkonzerns, dem er angehörte, insbesondere jedoch seinem direkten Vorgesetzten und früherem langjährigen Freund zuschreibt. Er spürt förmlich, wie er aus der Krise heraus und in größere Klarheit kommt.

Herr K. beginnt seinen Freiraum bewusst wahrzunehmen. Er geht viel spazieren, besucht vier Wochen nach der Erstoperation zweimal die Woche ein Fitnessstudio. Er fährt Fahrrad.

Er beginnt, sich häufig über den Tag hin mit Vornamen anzusprechen, sieht sich selbst von außen:

Was will der Richard eigentlich? – Was will er nicht? – Wie geht's ihm dabei?

Es tauchen alte Träume auf. Er will eine lange Fahrradtour machen, mit seinem Freund. Er will sich endlich einen Oldtimer kaufen, den er sich schon lange wünscht.

Herr K. bleibt der Möglichkeit eines frühen Todes durch die Krebserkrankung innerlich nah. Dabei spürt er gleichzeitig eine Intensivierung des Lebens durch das Bewusstsein der möglicherweise knappen Zeit. Es wird ihm klar: Er ist an Ärger krank geworden und an der Unterdrückung dieses Gefühls durch Wohlverhalten. Er wollte die Kränkung lange Zeit nicht wahrhaben, hält an der Freundschaft zum Vorgesetzten fest, entschuldigt ihn, blieb der Firma gegenüber loyal. Jetzt ist er klarer und entschlossener. Er geht nie wieder dahin. Er regelt seine Finanzen, regelt Krankschreibung, Reha, Vorruhestand, Rente. Nimmt finanzielle Einbußen in Kauf. Seine Lebensqualität ist ihm jetzt das Wichtigste.

Es gehen ihm Tore auf. Er begegnet sich bei vielen seiner Alltagsdinge. Es ist, als entdecke er sich neu. Er weiß, dass es einen »inneren Richard« gibt, der sich nunmehr häufig meldet.

Nach der zweiten Operation ist er metastasenfrei. Es war eine komplizierte Operation; am Abend davor hat er sein Testament gemacht, aber er erholt sich rasch.

Ein Problem kommt auf, als er erfährt, dass sein Freund die geplante Fahrradtour ohne ihn machen will. Im Leben hätte der Freund nicht daran gedacht, dass er – Richard – auch nach der zweiten OP an dem Plan festgehalten hat. Er ist enttäuscht, glaubt zu merken, andere haben ihn schon abgeschrieben. Aber es geht ihm tatsächlich so gut, dass andere ihn manchmal ungläubig betrachten.

Das ist vielleicht ein Einzelfall. Der Mann hat einfach Glück gehabt. Da ist mir zuviel Gutes drin im Schlechten. Kann man das wirklich so verallgemeinern?

Alle Geschichten, wie Menschen mit Krisen umgehen, sind Einzelfälle. Aber diese Geschichte macht die Schrittfolge der Krisenbewältigung deutlich. Zuerst die Fragen:

- Wie stark ist die Bedrohung?
- Wer kann mir helfen?
- Gibt es einen oder mehrere Wege?

Bei jedem Schritt kann man auch steckenbleiben, große Angst bekommen, resignieren. Aber wir beachten eben auch die Einsichten:
- Ich habe ja plötzlich frei, darf für mich selber sorgen.
- Es wird mir vieles klar. Ich entdecke mich, spüre mein Selbst.
- Ich bin in allem bewusster, fühle intensiver und lebe sinnhafter.

Daraus folgen sozusagen Aufgaben:
- Ich muss es den Anderen draußen erklären, dass ich nicht tot bin.
- Ich suche Lösungen fürs Weiterleben, mehr von innen als von außen.

Sie meinen, die gespürte Nähe des Todes setzt diesen Prozess in Gang und intensiviert die Lebensgefühle?

Nicht allein das. Die Krise nimmt dem Ich zunächst einmal alles weg, auf was es bisher gesetzt hatte, die Gesundheit, den Job, die Anerkennung, den gewohnten Lebensrhythmus.

Krise ist Zusammenbruch des Bisherigen. Das muss nicht durch eine Krebserkrankung eintreten. Auch finanzielle Pleite oder der Verlust des geliebten Partners ist Krise. Es gibt viele Krisen.

Also folgt die Bewältigung einer Krebserkrankung vielleicht doch allgemeinen Regeln eines »Krisenmanagements«?

Ein schönes und passendes Wort. Allen Krisen ist eins gemeinsam, dass – nach einiger Zeit – ein aktives Suchen nach Gesundung einsetzt. Mit einer nunmehr klareren Erkenntnis dessen, was schadet und dessen, was nützt.

Was und wer hilft mir denn dabei, die Dinge so zu sehen, die Schritte so zu tun? Man kann ja auch in der Krise steckenbleiben.

Bleiben wir bei der Krebserkrankung. Ärzte können den Korridor der Selbstentwicklung des Patienten verengen oder erweitern. Sie verengen sicher, wenn sie nur auf Medizin setzen. Ein guter Arzt weiß, dass jede Krankheit gleichzeitig Gesundung anstößt, so wie Fieber über Entzündung die Heilung einleiten will. Der gute Arzt bietet dem Patienten gute Medizin und macht ihn gleichzeitig auf die in ihm liegenden Krisenkräfte aufmerksam. Neben dem Arzt kann ein guter Psychoonkologe darüber hinaus ein nützlicher Begleiter sein. Er ist Spezialist für das Innere.

Eine begleitende Psychotherapie kann einen Resonanzraum für diese inneren Bewegungen in der Krisensituation bieten. Hier sind alle Gedanken »auf Probe zu denken«, alle Gefühle ausdrucksfähig. Sie gewinnen an Ausdruckskraft und Klarheit, wenn man sie ausspricht, wenn man sie fühlen darf und wenn man darüber sprechen kann. Ein Psychoonkologe ist kein Lehrer, sondern geht als Begleiter eine Zeitlang neben dem Patienten her und hält ihn an der Hand.

Mich wundert, dass Sie Gott und Religion nicht als Krisenhilfe erwähnen.

Viele Betroffene werden spirituell. Das ist nicht zu verwechseln mit religiös. Gott taucht in den Gesprächen mit Krebskranken manchmal, aber nicht sehr häufig auf. Sicher aber der Gedanke, sich mit Größerem verbunden zu fühlen, Anteil zu haben am Werden und Vergehen der Natur beispielsweise, ein Teil dieser größeren Natur zu sein.

Oder die Krankheit als Sinnhaftes zu erleben? Sie »verstehen« zu wollen?

Manche sehen eine Botschaft in der Krankheit. Sind sogar dankbar, weil sie glauben, ohne den Bombeneinschlag hätte sich nichts an einem oft schwierigen und kompromisshaften Leben geändert.

Wo bleiben die Freunde in der Not? Ganz sicher ist eine gute soziale Unterstützung doch ein Fundament für die Bewältigung von Krisen.

Krisenerfahrung ist ein Katalysator, was den Wert von Beziehungen ausmacht. Menschen in der Krise machen vertiefte Erfahrungen mit Familie, Freunden und Bekannten. Wer die wirklich wichtigen Partner sind, wer zu den wahren Freunden zählt, weiß man nach einer Krise besser.

Literatur:

Jork K, Peseschkian N. Salutogenese und positive Psychotherapie: Gesund werden – gesund bleiben. Bern: Huber 2006.

LeShan L, Lösch A. Diagnose Krebs. Wendepunkt und Neubeginn. Stuttgart: Klett-Cotta 2008.

Simonton OC, Matthews-Simonton S, Creighton J. Wieder gesund werden. Eine Anleitung zur Aktivierung der Selbstheilungskräfte für Krebspatienten und ihre Angehörigen. Reinbek: Rowohlt 2005.

Marion H., 43 Jahre
ledig, Projektleiterin
Erstdiagnose mit 40 Jahren:
Darmkrebs mit Lymphknotenbefall

Wissen Sie noch, wie Sie mit der Krankheit in Berührung gekommen sind?

Es war der 07.11.05, den Tag werde ich nie vergessen. Ein Augenblick, der sich im Gehirn eingebrannt hat. Ich war zu einer ganz normalen Darmspiegelung gegangen. Hatte leichte Beschwerden vorher. Man wird ja während der Untersuchung medikamentös weggebeamt. Das Nachgespräch fand noch unter der Wirkung des Medikamentes statt. »Sie haben keine Hämorrhoiden, Sie haben Krebs.« Am gleichen Nachmittag – nunmehr klarer – habe ich zurücktelefoniert. »Ja, dass ist so gut wie sicher«, sagte die Ärztin. Sie hat die Diagnose bestätigt. Weitere Untersuchungen über mehrere Tage folgten, um das sicher zu machen. Ich wurde zu Hinz und Kunz geschickt.

Ich habe mich dann an einen befreundeten Onkologen gewandt. Es zeigte sich, dass der Tumor in der Größe T_2/T_3 war; ob Lymphknoten befallen waren, war noch nicht klar. Es wurde lange hin und her überlegt, ob ich zunächst eine neoadjuvante Chemotherapie machen oder direkt operiert werden sollte. Eine Operation hätte mich sehr viel mehr beruhigt. Als wir uns dann schließlich zu einer voroperativen Therapie entschieden, hatte ich das Gefühl, ich hätte einen Parasiten im Leib. Man kann dann nicht mehr weglaufen, es ist noch in einem. Es wurde dann vor der Operation noch eine Strahlenbehandlung durchgeführt. Die Ärztin sagte: »Sie wissen ja, dass wir Ihre Eierstöcke platt machen. Sorgen Sie sich um Substitution«. Es ging mir richtig schlecht, ich hatte komplette Nebenwirkungen, es war unklar, ob das von der Bestrahlung oder von der Chemo kam.

Es kam schließlich zur Operation. In dem Krankenhaus habe ich mich sehr gut aufgehoben gefühlt. Von den drei Blöcken (neoadjuvante Behandlung/Operation/Nachbehandlung) war die Operation der leichteste Block. Es kam heraus, dass zwei Lymphknoten befallen waren. Es wurde deutlich, dass der Tumor eine Anfangsgröße von 5–7 cm hatte, und der Onkologe sagte mir, dass die neoadjuvante Therapie fast keine Verkleinerung erbracht hatte.

Am 20.02.06 begann die Nachbehandlung. Sie dauerte bis 08/06. Das war noch mal der Horror. Ich hatte mich mit meinem Arzt für eine markante Therapie entschieden, die nicht Standard war: FU5 und Oxalyplatin. Das ist ein hochgiftiges Zeug. Mir wurde gesagt, Sie müssen sehen, wie Sie das vertragen. Ich bekam Nebenwirkungen. Allergien, Fieber, Schüttelfrost, Durchfall. Ich kam ohne Stehenbleiben keine Treppe mehr hoch, es war der Horror.

Das war ja die Hölle, sicher kann man das nur durchstehen, wenn man ganz fest hofft, dass diese Tortur unvermeidlich ist, einem letztlich hilft. Wie sind denn die Nachuntersuchungen ausgefallen?

Alle Vierteljahre findet seiter ein Re-Staging statt, bis heute ist alles in Ordnung. Ja, es gab durch die Nachuntersuchungen, die gut ausfielen, eine gewisse Entlastung für mich, aber man befindet sich in einem Lebensraum voller Risiko. Ich musste lernen, mit diesem Risiko umzugehen. Es ist ein Raum begrenzten Lebens. Ich habe die Unschuld eines unbefangenen Lebens verloren.

Man verschwendet seine Kraft nicht mehr, die Krankheit war wie ein Filter. Ich sehe nun eine Farbe mehr, der Horizont wird breiter.

Sehen Sie Ihre Erkrankung in verstehbaren Zusammenhängen?

Ja, da gibt es verschiedene Ebenen: Zuerst einmal die Ernährung. Ich habe früher gerne Gegrilltes gegessen, das schwarz Verbrannte beim Bauchspeck. Chips. Das habe ich umgestellt. Eine zweite Ebene ist das Innere. Ich suche mehr, was mir gut tut und meide mehr, was mir schadet. Hier war vor allen Dingen mein Konflikt mit meiner Mutter maßgeblich. Ich war in ständiger Wachsamkeit gegenüber meiner Mutter, was mir geschadet hat. Sie hat eine sehr problematische Persönlichkeit, unter der auch mein Bruder gelitten hat und bis heute leidet. Ich habe mich von Beziehungen gelöst, die mir geschadet haben. Ich habe mein Arbeitsumfeld durchgesehen. Ich war ständig auf der Lauer und dachte ständig, es geht was schief und ich habe die Schuld. Ich kann jetzt Ich und Du stärker auseinander halten. Ich sehe mich und sehe das Gegenüber und kann das stärker auseinanderhalten. Ich rücke sozusagen ein Stück zur Seite und sehe mich selbst mit größter Gelassenheit.

Das ist ja offensichtlich der Wandel und das sind die Veränderungen, von denen viele berichten.

Auch hier gibt es wieder eine materielle Ebene und eine geistige Ebene: Ich habe früher gearbeitet wie ein Tier. Ich arbeite heute nicht mehr so. Ich habe mich definiert durch die Arbeit. Gelang mir die Arbeit, war ich gut, gelang sie mir nicht, war ich schlecht. Die Kopplung meines Selbstgefühls an berufliches Gelingen und Misslingen – eine Katastrophe, wie ich das gesehen habe. Dann hat mir die Krankheit geholfen in der Firma, in der ich arbeite, eine Homeoffice-Lösung hinzukriegen. Ich habe die Projektleitung abgegeben. Will nicht mehr die Verantwortung für Großprojekte übernehmen, tendiere mehr zu Teilprojekten, zu einer geteilten Verantwortung. Hier hat mir die Krankheit eindeutig geholfen, diese Lösung hinzubekommen, da bin ich die einzige in meinem großen Betrieb, die eine solche Arbeitslösung (Homeoffice) hinbekommen hat. Es wird nun zu meiner Aufgabe, diese Lösung auch als Gesunde beizubehalten.

Also hat es auch äußere Veränderungen gegeben?

Ja, aber der innere Wandel, den ich mitgemacht habe, der Wandel in meiner Persönlichkeit, ist die entscheidende Ebene. Ich habe mich früher markant über meine Leistung definiert: »Ich arbeite, also bin ich«, heute mache ich mehr das, was mir Spaß macht, fühle mich mehr von innen gesteuert, habe viele Dinge herausgefunden, die mir gut tun: das Tanzen, mein Pferd. Ich probiere mehr aus im Leben, nehme mir stärker das Recht heraus für mich zu sorgen. Ich empfinde mein Leben und mich bunter und vielfältiger. Ich kann viele Dinge stehen lassen.

Angst und Mut: Können Sie etwas zu diesem Thema sagen?

Seit der Krankheit und seit der massiven Berührung mit dem Thema Tod habe ich ein anderes Gefühl zum Leben bekommen. Ich bin vom Leben weniger beunruhigt. Veränderungen, die ich früher gefürchtet habe, erscheinen mir aus heutiger Sicht nicht mehr unbedingt negativ. Sie schaffen Möglichkeiten zu entscheiden, was will ich, was will ich nicht. Ich bin selbstbestimmter geworden.

Und Ihre Beziehung, ist da auch etwas anders geworden?

Beziehungen um mich herum sind eindeutig weniger geworden. Ich habe stärker aussortiert. Wer tut mir gut, wer tut mir nicht gut. Beziehungen sehe ich heute nicht aus konventionellen Kriterien heraus, sondern was sie mir bringen. Ich bin gespannt auf neue Begegnungen. Sicher, es könnten ein paar mehr Beziehungen sein. Vielleicht ereignet sich das in der Zukunft.

Wie geht es Ihnen nun gesundheitlich?

Gut. Seit meine Verdauungsprobleme sich gebessert haben – und das ist noch nicht lange her – kann ich unbefangener essen. Ich fühle mich dadurch stärker, insgesamt gehe ich eindeutig sorgsamer mit mir um.

Was hat Ihnen am meisten geholfen? Worauf führen Sie Ihre jetzige gesundheitliche Lage am ehesten zurück?

Auf das gesunde Empfinden für Belastungen und die Möglichkeit, besser mit meinen Kräften hauszuhalten. Früher hatte ich das Gefühl, mehr von außen gesteuert zu werden, habe viele Energien nach draußen »verbrannt«, heute bin ich mehr bei mir, kreise auch mehr um mich.

Die Medizin hat mir geholfen, aber ich leide auch unter den Spätfolgen. Durch die Operation hat sich meine innere Statik verändert. Ich halte es mit Tiziano Terzani (Journalist und Schriftsteller, 2004 an Krebs verstorben). Er sieht Ärzte als Mechaniker, sie sind wichtig, aber die Heilung muss von innen kommen.

Was ist überhaupt Krebs, und was sind ungelöste Fragen?

Wie kann ich mir eine Krebserkrankung überhaupt vorstellen?

Als Erkrankung der Zellen, die sich in mehreren Schritten von normalen, gutmütigen Körperzellen zu Krebszellen verändert haben. Das Leben der Zellen ist normalerweise kurz: Absterben, Neubilden, Absterben, Neubilden. Bei Krebs ist dieser Kreislauf gestört. Das bei gesunden Zellen eingebaute Programm, abzusterben und normalen Wiederaufbau zu ermöglichen, ist bei Krebszellen aus noch ungeklärten Gründen abgeschaltet. Sie können dadurch raumverdrängend und anderes Gewebe zerstörend wachsen.

Beginnende Zellveränderungen können vom Immun- und Reparatursystem des Körpers nicht immer sofort entdeckt werden. Tarnen und Täuschen gehört zum Repertoire von Krebszellen. Es handelt sich bei der Krebserkrankung daher um Folgen veränderter Kommunikation zwischen Zellen.

Wie wählt sich der Krebs den Ort aus, an dem er sich ausbreitet, oder das Organ, das er befällt?

Es gibt keine gesicherten Erkenntnisse, ob sich der Krebs den Ort sozusagen wählt oder ob er einfach das »schwächste« Organ oder die »Sollbruchstelle« im Körper befällt. Das sind Orte, die durch die Spannungen des Lebens am stärksten strapaziert wurden oder auch genetisch schon vorgeschädigt waren. Bis wir darüber keine gesicherten Kenntnisse haben, orientiert sich die Medizin bei der Frage der Lokalisation des Krebsgeschehens am Prinzip Zufall.

Es gibt ja wohl Risikofaktoren. Was kann ich mir denn unter inneren und äußeren Risikofaktoren vorstellen, die diese Erkrankung begünstigen?

Klare Zusammenhänge sind zum Beispiel zwischen starkem Rauchen und Lungenkrebs nachgewiesen, sicher auch zwischen hoher Strahlenbelastung und bestimmten Formen des Blutkrebses. Als Beispiel gilt dafür die hohe Zahl an Leukämien im Bereich der radioaktiven Niederschläge durch den Tschernobylunfall. Auch die Dauer der Sonnenexposition in Kindheit und Jugend steht offensichtlich in Verbindung mit der Erkrankungshäufigkeit beim Hautkrebs Erwachsener. Das spricht für erklärbare Zusammenhänge zwischen einem problematischen Lebensstil bzw. Lebensgewohnheiten, spezifisch belasteten Lebensorten und dem Auftreten spezifischer Krebserkrankungen. Andere Beispiele sind Leberkrebs oder Krebs der Gebärmutter. Diese Erkrankungen können in Zusammenhang mit abgelaufenen Virus-Infektionen häufiger gesehen werden. Hier kann man sogenannte exogene Risikofaktoren ausmachen.

Für die meisten Krebserkrankungen (zum Beispiel Brustkrebs, Krebs der Bauchspeicheldrüse, Prostatakrebs, Darmkrebs, Lymphdrüsenkrebs und andere) gibt es jedoch keine Hinweise für signifikant nachweisbare äußere Risikofaktoren. Wir wissen einfach noch nicht, wen solche Krankheiten treffen. Es gibt oft keine benennbaren Risiken, denen sich diese Betroffenen ausgesetzt haben.

Und was verstehe ich unter inneren Risikofaktoren?

Ja, das sind spannende Fragen. Wenn wir auch über den Beginn der Krebserkrankung zur Zeit noch zu wenig wissen, gilt als gesichert, dass der weitere Verlauf, das Fortschreiten oder die Rückbildung, sicher auch das Ansprechen auf medizinische Behandlung stark von innen gesteuert werden, durch ein inneres Signalsystem sozusagen. Die Neuroimmunologen wissen mittlerweile, dass es körpereigener Botschaften bedarf, um das Wachstum von Metastasen, aber auch den Stillstand und den eventuellen Rückgang der Erkrankung in Gang zu setzen, können jedoch den »Sender« dieser Signale noch nicht ausmachen. Ist es der Tumor selbst, der diese Botschaften sendet, seine Umgebung oder eine Instanz im Inneren des Menschen? Immerhin liegen im Inneren ja auch die Widerstandskräfte, das viel zitierte Selbstheilungspotential. Aber die Erfahrung zeigt: je stärker die Kraft des Tumors, desto weniger Einfluss haben innere Faktoren (zum Beispiel Lebenskraft, Optimismus, Aussicht auf ein sinnhaftes Leben in der Zukunft, soziale Unterstützung und anderes).

Und was ist, wenn der Tumor noch klein und überschaubar und die Ausbreitung gering ist?

Dann haben innere Faktoren einen größeren Einfluss. Es lohnt sich jedenfalls, sich mit großer Aufmerksamkeit dem Inneren zuzuwenden, wenn man krebskrank ist.

Was weiß man von diesen inneren Faktoren, und welchen Einfluss könnten sie bestenfalls haben?

Resignation und Schicksalsergebenheit gehören eindeutig zu den gefährlichen Stimmungen. Halten diese länger an, können sich Krankheiten, eben auch Krebs, leichter ausbreiten. Umgekehrt scheint eine Einstellung, die Krankheit als Herausforderung zu erleben, der man sich stellt, und sich durch kluge Nutzung von Medizin unterstützen zu lassen, die Widerstandskraft des Betroffenen stärken zu können.

Auch tiefes, in die Wert- und Einstellungsmuster eingreifendes Selbsterleben (»Selbsttransformation«, »existenzieller Wandel«) bei gleichzeitiger Eingebundenheit in soziale Bindungen sind Schutzfaktoren. Eindeutig günstig wirkt es sich aus, alte Konflikte »aufs Korn zu nehmen« und dabei nach Lösungen zu suchen. Chronische Konflikte gelten als Energieräuber. Sie zu beseitigen hilft in jedem Fall.

Einigkeit herrscht in der Wissenschaftsgemeinde über den Nutzen innerer Kräftigung, was die Lebensqualität angeht. Ob eine bessere Lebensqualität wiederum auch den weiteren Verlauf der Erkrankung bzw. des Gesundwerdens günstig beeinflusst, ist wahrscheinlich –, und jeder erfahrene Kliniker weiß das –, wird jedoch wissenschaftlich noch kontrovers diskutiert.

Was bestimmt denn alles die Prognose meiner Krebserkrankung? Der Tumor? Die medizinische Behandlung? Ich selbst?

Sicher die Art und Ausbreitung des Tumorgeschehens. Dann aber auch, wie schnell ich begreife, was mit mir passiert. Es ist wichtig, dass ich durch mein Verstehen eine Art von »Kontrolle im Medizinsystem« behalte und mich nicht hilflos und ausgeliefert fühle, sondern bestenfalls getragen. Die Wahl des richtigen Arztes und die Verlässlichkeit meiner Zusammenarbeit mit ihm sind maßgeblich am Behandlungserfolg beteiligt. Der Arzt wählt mit mir die wirksamste medizinische Behandlung aus. Er bespricht die eventuelle Operation und wirksame Vor- und Nachbehandlungen.

Daneben ist es ganz entscheidend, die Krankheit als Zäsur im Leben zu begreifen, dessen zeitliche Begrenztheit zu spüren und sich dem Wandel von Einstellungen und Sichtweisen zu stellen, der in einem selbst stattfindet. Mit sich ins Gespräch kommen und das schon als Teil einer Selbstreparatur zu begreifen, wäre eine gute Haltung. Ein Betroffener sagte einmal (Andreas Z., S. 163 ff.): »Ein Jahr Krebserfahrung ist wie zehn Jahre Lebenserfahrung.« Wahrgenommener Zuspruch und gefühlte Unterstützung, große Ehrlichkeit sich selbst gegenüber, die Aussicht auf ein sinnerfülltes Weiterleben – all das kann als Arznei gelten, die man nicht in der Apotheke kaufen kann.

Literatur:

Andersen BL, Yang HC, Farrar WB, et al. Psychologic intervention improves survival for breast cancer patients: a randomized clinical trial. Cancer 2008; 113(12): 3450–8.

Hürny C. Psychische und soziale Faktoren in Entstehung und Verlauf maligner Erkrankungen. In: Adler RH, v Üexküll, Th u.a. (Hrsg). Psychosomatische Medizin. München, Jena: Urban und Fischer 2003; 1013–29.

Kappauf H. Wunder sind möglich. Freiburg, Basel, Wien: Herder 2003.

Rehse B. Metaanalytische Untersuchungen zur Lebensqualität bei adjuvant psychoonkologisch betreuten Krebsbetroffenen. Würzelen: Shaker 2001.

Schule J. Belastung durch Krebs und Verarbeitung der Krankheit. Landau: Verlag Empir. Päd. 1996.

Watson M, Haviland JS, Greer S, Davidson J, Bliss JM. Influence of psychological response on survival in breast cancer: A population-based cohort-study. Lancet 1999; 354: 1331–6.

Renate T., 55 Jahre
verheiratet, 2 Kinder, Sekretärin
Erstdiagnose mit 52 Jahren:
Bauchspeicheldrüsenkrebs

Wann sind Sie erstmalig mit der Krankheit in Berührung gekommen? Können Sie sich noch an die Umstände erinnern?

Natürlich, ich war 54 Jahre und bekam in Oktober 2005 die Diagnose, es sei eine Auffälligkeit an der Bauchspeicheldrüse, wahrscheinlich eine Zyste. Im Februar 2006 wurde ich in der Uniklinik Köln genauer untersucht und im April 2006 schließlich operiert. Dass, was man anfangs »Zyste« am Pankreaskopf nannte, war nunmehr als Krebs deutlich erkennbar. Ich bekam eine große Operation nach Whipple, d.h. die Bauchspeicheldrüse, Teile des Magens, des Dünndarms und die Gallenblase wurden komplett entfernt. Eine nachträgliche Chemotherapie habe ich zunächst einmal abgelehnt, weil ich mich an den Tod meiner Mutter nach Chemotherapie erinnert habe. Sie hatte Brustkrebs und starb etwa im gleichen Alter, in dem ich damals stand. Ich war erstmal einmal sprachlos und stumm und ich fühlte mich total gelähmt. Es war eine fürchterliche Zeit. Ich fing mich aber und wusste, was ich tun musste. Ich habe mich dann aktiv bemüht, habe auch der Chemotherapie zugestimmt.

Einige Monate später, im September 2006, kam ich in eine Reha bei noch laufender Chemotherapie und merkte, dass ich auf einmal kaum Luft bekam, stark geschwollene Beine hatte. Es wurde eine Lungenentzündung diagnostiziert. Ich wurde ins künstliche Koma versetzt und neun Tage beatmet. Ich kann mich noch genau an die Träume in diesem Koma erinnern: Ich habe phantasiert, insbesondere erschien mir deutlich eine Frau (aus meinem früheren Arbeitsumfeld), die meine Konkurrentin und Rivalin war und unter der ich immer gelitten hatte. Ich habe mehrmals mit ihr telefoniert und sie überall im Raum gesehen. Ich habe aber auch meine Nichten gesehen, die mich als Krankengymnasten versorgt haben;. ebenso meine Tochter, die im Traum Krankenschwester war. Ich hatte regelrechte Wahnvorstellungen. Andererseits denke ich heute, es kam so etwas wie eine Verarbeitung in Gang, vielleicht war das kein Wahn.

Ich war körperlich total am Ende, abgemagert und konnte nicht mehr laufen. Ich bin aber dann doch rasch wieder gesund geworden, sehr rasch sogar, und habe begonnen, zweimal in der Woche Sport zu machen, um meine Muskulatur zu verbessern. Ich habe regelmäßig in einem Fitnessstudio Sport gemacht, habe Nordic Walking betrieben und auch eine psychotherapeutische Behandlung begonnen. Hier ging es in erster Linie darum, mehr Fühlen zu lernen. Ich war in Vielem zum Roboter geworden, funktionierend und als Funktionsfrau angesehen und gebraucht.

Da ist ja schon viel Erstaunliches drin, in Ihrer Geschichte. Wie war denn der weitere Verlauf? Wie ist es Ihnen ergangen?

Anfangs alle Vierteljahre, später in größeren Abständen erfolgte eine Kontrolluntersuchung (Ultraschall). Die bisherigen Untersuchungen sind allesamt gut verlaufen ohne jeglichen Befund. Ich weiß, dass das bei Menschen, die an Bauchspeicheldrüsenkrebs erkrankt sind, nicht selbstverständlich ist. Die Diagnose ist jetzt 3 Jahre her, und ich fühle mich kerngesund.

Ich habe mich immer wieder gefragt, ob ich nicht eine CT-Untersuchung machen lassen soll, aber der behandelnde Onkologe, zu dem ich vollstes Vertrauen habe, hat mich beruhigt und gesagt, alles, was er per Ultraschall sehen könne, sei in Ordnung. Es geht mir doch so gut, ich sehe gesund aus, fühle mich prächtig und manchmal denke ich, es geht mir nach der Erkrankung besser als vorher. Jetzt vor kurzem hatte ich plötzlich Schmerzen im Oberbauch. Die Ärzte schauten mich besorgt an. Dann habe ich mich doch zu einer CT-Untersuchung entschlossen. Ergebnis: Keinerlei Veränderungen. Die Schmerzen hatten eine ganz andere »harmlose« Erklärung.

Gibt es Zusammenhänge, auf die Sie Ihre Erkrankung zurückführen?

Ganz primär meine ich, der berufliche Stress hat mir geschadet. Ich habe mich beruflich außerordentlich engagiert, meistens 50 Stunden pro Woche gearbeitet (Sekretariat in einem Reha-Zentrum). Daneben hatte ich Vereine, war ehrenamtlich tätig. Aus heutiger Sicht habe ich damals kein normales Leben geführt. Ich war zwar irgendwie zufrieden, aber ich habe mich vergewaltigt, gegen meine eigenen Rhythmen gelebt. Nach der Krankheit habe ich das alles geändert: Ich arbeite nur noch 20 Stunden pro Woche und habe Ehrenämter reduziert. Seitdem finde ich mich in meinem persönlichen Leben wieder.

> Das sind klare, äußere Veränderungen. Gab es denn auch Wandel und Veränderung innerhalb Ihrer Person? Können Sie etwas dazu sagen?

Wichtig ist mir, dass ich mir Ziele vorgenommen habe. Diese Ziele versuche ich zu erreichen. Ich merke, dass ich das hinbekomme. Ich spüre, wie man sich an diesen Zielen, die man nie aus den Augen verlieren darf, orientieren kann. Ich widme mich Dingen, die mir wichtig sind. So habe ich zum Beispiel die Beziehung zu meinem Mann ganz eindeutig intensiver gestaltet, so gut das mit uns beiden möglich ist. Ich habe mit ihm ein Testament verfasst für den Fall, dass ich an dieser Krankheit sterbe. Ich habe meine Dinge erledigt.

Besonders wichtig war mir auch, die Beziehung zu meinen Kindern zu intensivieren. Die Kinder stammen aus meiner ersten Ehe, ich war geschieden, und insbesondere hatte ich meinen Sohn aus dem Auge verloren. Er war mir irgendwie fremd geworden. Mit meiner Tochter treffe ich mich heute häufiger, und um meinen Sohn habe ich mich aktiv bemüht. Meine Kinder sind mir näher gekommen. Aber am Beginn stand ein aktiver Vorsatz von mir, das zu ändern, das anzugehen.

> Und was den Umgang mit sich selbst angeht?

Hinsichtlich der eigenen Person bin ich wesentlich energischer geworden. Ich kann besser »Nein« und besser »Ja« sagen, insbesondere besser »Nein« sagen. Das war mir früher nicht möglich. Heute, wenn mir was widerstrebt, kann ich das deutlich ausdrücken. Das war früher ein Manko, deswegen habe ich mich auch völlig überfordert. Ich kann meine Bedürfnisse jetzt deutlicher wahrnehmen, kann sie in eine Reihenfolge stellen. Ich habe jetzt auch mehr Zeit und Raum für die Bedürfnisse, da ich nur halbtags arbeite. Natürlich musste ich mich erst einmal daran gewöhnen, im Beruf nicht mehr die erste Geige zu spielen. Das hat sich aber alles reguliert, ich gehe jetzt gerne zur Arbeit. Es waren wirklich große Veränderungen. Ich kann nachmittags jetzt entscheiden, was ich mache. Überhaupt gibt es einen Wandel im Denken: Über das Geschehene von Gestern mache ich mir keine Gedanken. Früher habe ich zuviel über Vergangenes nachgedacht und zuviel Energie beim Grübeln verschwendet.

Sie gehen auch mit sich selbst sehr sachlich und kritisch um. Planen dann, was Ihnen wichtig erscheint, und setzen es um.

Wir haben vor einem Jahr ein Haus gekauft und umgebaut. Mein Vater war gestorben.

Die Entscheidung fiel damals noch in die Phase des beginnenden Gesundwerdens. Der Tod meines Vaters hatte überhaupt eine größere Bedeutung für mich, als ich gedacht habe. In der Jugend war unsere Beziehung nicht immer harmonisch, ich hatte manchmal Hassgefühle. Beim Sterben meines Vaters konnte ich mich mit ihm versöhnen. Ich konnte ihm sagen, dass das, was ich zwischenzeitlich gefühlt hatte, heute nicht mehr gilt. Mein Vater war sehr aufmerksam, was meine Krebserkrankung anging. Er fragte immer wieder: »Hast Du wirklich Krebs?«, und ich habe heute ganz sicher das Gefühl, er ist für mich gestorben, so dass ich leben konnte. Ich gehe oft zum Grab meines Vaters und bedanke mich bei ihm. Ich kann mit ihm sprechen. Ich glaube, es war ein Zeichen Gottes, dass ich mein Leben noch mal neu beginnen konnte. Mein Glaube hat sich vertieft. Ich bin zwar kein »Kirchgänger«, aber ich spreche täglich mit Gott und bedanke mich bei ihm für mein Wohlergehen.

Angst und Mut: Können Sie etwas zu diesem Thema sagen?

Eindeutig habe ich meine Angst vor dem Tod, vor dem Sterben verloren. Ich konnte mich mit dem Sterben auseinandersetzen, konnte das auch mit meinem Mann und mit meinen Kindern besprechen. Der Tod stand ja ganz nah vor mir. Ich habe gemerkt, dass Sterben eigentlich eine völlig normale Sache ist. Diese Einsicht führt dazu, dass ich praktisch keine Angst mehr vor dem Sterben habe. Allerdings habe ich immer noch eine leichte Ängstlichkeit vor jeden Nachuntersuchungen, weil ich ja leben will, aber die Angst vor dem Tod habe ich eindeutig verloren. Durch diese Erfahrung verlieren sich auch übrigens viele Ängste im Alltag. Dem Tod begegnen kann sehr frei machen.

Bemerken Sie Veränderungen in Ihren Beziehungen?

Ja, meine Beziehungen haben sich gewandelt. Ich bin intensiver in manchen Beziehungen und habe die oberflächlichen Beziehungen gekappt. Ich frage mich heute, was bringt mir das? Und sage dann, je nachdem, wie die Bewertung ausfällt, ja, da gehe ich gerne hin, oder nein, da gehe ich nicht hin.

Komischerweise kommt das besser an, als ich erwartet habe, das Gegenüber spürt das irgendwie. Ob das meine Ehrlichkeit ist?

Wie beurteilen Sie denn Ihre jetzige gesundheitliche Lage?

Ich fühle mich jetzt weitgehend gesund. Der Körper meldet sich, bei Belastung spüre ich das stärker. Ich komme dann zu Konsequenzen. So war das zum Beispiel vor einigen Wochen, als Karneval war. Ich habe gemerkt, dass neben der Arbeit eine ganze Menge an Belastung auf mich zukam durch mein Engagement im örtlichen Karnevalsverein. Ich habe dann einfach im Beruf gefragt, ob ich Urlaub machen kann. Er ist mir genehmigt worden. Natürlich habe ich eine verständnisvolle Chefin. Ich habe das Gefühl, ich habe jetzt im Moment Narrenfreiheit, weil alle merken, dass ich eine schwere, lebensbedrohliche Krankheit überstanden habe. Viele staunen, dass ich noch lebe – und dann auch noch gut.

Ich merke meinen Körper deutlicher. Ich beginne psychosomatische Schmerzen bei Belastung zu haben, spüre die ganz deutlich, zum Beispiel wenn ich mal bis 16 Uhr arbeite. Dann merke ich, ich bin erschöpft und froh, dass ich dann nach Hause gehen kann. Ich habe das alles früher nicht gemerkt. Ich muss mir das eingestehen, aber das ist ganz einfach geworden für mich. Ich ziehe dann meine Konsequenzen.

Was hat Ihnen denn am meisten geholfen?

Die Frage: »Was willst du in deinem Leben noch machen? Was sind deine Ziele? Was kann ich selbst für meine Ziele tun?« Zu erleben, dass das wirklich funktioniert. Man kann seine Ziele erreichen. Da hat mir das Bild aus der Psychotherapie geholfen, dass das eigene Leben konstruiert ist wie ein Haus und dass das Haus verschiedene Räume hat. In diese Räume gehe ich manchmal hinein. Ich stelle mir vor, dass ich da hineingehe und gucke, was in diesen Räumen ist: Da gibt es einen Raum für meine Familie, einen Raum, in der die Arbeit ist, einen Raum, wo meine Freunde sind; und es nützt nichts, nur die Tür aufzumachen, man muss den Raum betreten, man muss den Raum füllen. Der Raum, den meine Freunde bewohnen, muss noch mehr bevölkert werden; der Raum der Familie (Kinder) füllt sich zunehmend fast von selbst, da meine Tochter mit Lebensgefährte gleich neben mir wohnt und mein Sohn bald Vater wird. Dieses Ereignis hat zu einer intensiveren Bindung zu meinem Sohn geführt. Diesen »Familienraum« müssen wir bald vergrößern, etwas anbauen. Früher war er klein und leer.

In der Gesamtbewertung denke ich, dass die Lebensumstellung das wichtigste für mich gewesen ist. Die Operation war eine erforderliche Sache. Die Chemotherapie bleibt für mich zweifelhaft. Ich hatte immer eine gewisse Abneigung, und von den sechs verabredeten Zyklen haben nur vier stattgefunden, da ich damals in der Reha die Lungenentzündung bekam. Also schlussendlich denke ich insgesamt, der Weg war richtig und die schreckliche Erkrankung hat sich für mich nur positiv ausgewirkt. Ich muss allerdings aufpassen, dass ich die Krankheit nicht ganz vergesse, um – wenn sie noch mal auftaucht – nicht wieder ganz tief zu fallen.

Wie gefährlich ist Krebs?

Natürlich war ich in der Versuchung, ins Internet zu gehen und mir Statistiken anzusehen, die sich mit der Prognose der Krebserkrankung, der sogenannten mittleren Überlebenswahrscheinlichkeit beschäftigen. Ich hab's aus Angst dann doch nicht getan.

Sie sprechen etwas aus, was viele Krebspatienten unmittelbar nach der Diagnose bewegt. Um aus Unsicherheit und Angst eine Form von Gewissheit zu machen, stellen einige die Frage nach der Prognose der Erkrankung. Diese statistisch gewonnene Gewissheit ist jedoch nur eine Seite der Wahrheit.

Heidelberger Forscher haben zum Beispiel anhand des Saarländischen Krebsregisters über die häufigsten Krebsarten hinweg die sogenannte Überlebenszeit verglichen. Sie bildeten für 24 Krebsarten Vergleichsgruppen, die sich darin unterschieden, dass eine Gruppe 10 Jahre früher, die Vergleichsgruppe 10 Jahre später behandelt wurde. Der Fortschritt der Medizin in diesem Zeitraum war bei zwei Drittel der Krebsarten deutlich zu belegen. Bei einem Drittel konnte trotz weiterentwickelter Behandlungsmöglichkeiten keine bedeutsamen lebensverlängernden Fortschritte beobachtet werden, aber: In allen Untergruppen, auch bei Patienten mit sehr gefährlich und schwer behandelbar geltenden Krebsarten, gab es eine mehr oder weniger große Gruppe von Menschen, die 10 Jahre später noch lebten. Bei einer Krebsart waren das annähernd 100%, bei anderen Krebsarten 70% und bei den gefährlichsten uns bekannten Krebsarten nur noch 5 oder 10%. Grundsätzlich gilt: Es gibt mehr Menschen, die Krebs überleben als daran sterben.

Was ist bei diesen Menschen, die auch den gefährlichsten Krebs überleben, anders als bei anderen, die am gleichen Krebs rasch versterben?

Genau das ist die spannende Frage. Statistiken untersuchen Tumoren und deren Ausbreitungen, aber nicht die Menschen, die davon befallen sind. Die sogenannte evidenzbasierte Wissenschaft prüft Behandlungsformen, zu wenig jedoch bisher die individuellen Antworten der Behandelten darauf, »Ansprechrate« oder auch »response« genannt.

Sie meinen damit, ob sich sehr widerstandfähige Betroffene von weniger widerstandfähigen Betroffenen unterscheiden lassen? Ob sie gut oder schlecht auf die Behandlung reagieren?

Dazu ein Beispiel: Stephen Jay Gould, ein Wissenschaftler an der bekannten Havard-University, erfuhr im Alter von 40 Jahren, dass er an einem Bauchhöhlenkrebs litt, der ihm statistisch gesehen noch 8 Monate Lebenszeit ließ. Zu dem Zeitpunkt, als Gould die Diagnose erfuhr, galt dieser Krebs noch als sehr schwer behandelbar. Als Wissenschaftler waren ihm alle Statistiken zugänglich. Beim genauen Hinsehen zeigte sich bei der Gruppe der Betroffenen, was sich auch in allen anderen Statistiken zeigte: Eine Hälfte der Patienten verstarb innerhalb der 8 Monate, die andere Hälfte lebte länger als 8 Monate, einige der Patienten lebten Jahre länger. Stephen Jay Gould interessierte sich nun dafür, was an den »Langzeitüberlebenden« Besonderes war. Sie hatten vergleichbare Diagnosen, den vergleichbaren Ausbreitungsgrad der Erkrankung und die gleiche Behandlung, aber sie lebten, während andere gestorben waren.

Spannend! Was hat er gefunden?

Gould wollte genau genommen zu dieser »Spitzengruppe« zählen und studierte innere Faktoren der Betroffenen, soweit sie ihm zugänglich waren: Psychische und soziale Besonderheiten, die möglicherweise eine Erklärung für die Widerstandfähigkeit dieser Menschen gegen den gefährlichen Krebs bieten.

Ist ihm das gelungen?

Das kann man wohl sagen. Er lebte noch 20 Jahre, hielt viele Vorträge darüber und starb dann an einer anderen Krankheit. Auch andere Forscher beschäftigen sich genau mit diesem Phänomen, das wir auch Resilienz nennen.

Sie meinen damit die innere Fähigkeiten eines Menschen, gefährliche Krisen und Krankheiten zu überstehen und wieder gesund zu werden? Gilt das denn auch für Krebsformen, die klar mit äußeren benennbaren Risikofaktoren zu tun haben?

Wir wissen zum Beispiel vom Gebärmutterhalskrebs, dass bestimmte Viren bei der Entstehung beteiligt sein können. Ebenso bekannt sind solche benennbaren Risikofaktoren beim Melanom (schwarzer Hautkrebs), bei Leberkrebs, bei Lungenkrebs und manchen Leukämieformen. Bei den meisten Krebsarten sind die äußeren Risikofaktoren jedoch nicht bekannt oder von unwesentlicher Bedeutung, zum Beispiel beim Krebs der Brustdrüse, des Darms, der Schilddrüse, der Prostata, bei lymphatischen Erkrankungen und vielen anderen Krebserkrankungen. Immer jedoch spielen innere Risiko- oder Schutzfaktoren innerhalb der Person eine wesentliche Rolle möglicherweise beim Ausbruch der Erkrankung, insbesondere aber im weiteren Verlauf. Diese inneren Faktoren bestimmen die Prognose ganz entscheidend mit. Ein absoluter Schutz ist nicht möglich.

Jetzt wird mir die Gefahr, sich nach der Statistik zu richten klar. Da werden diese Besonderheiten nicht wahrgenommen, sondern nur der Tumor.

Ja, so kann man es ausdrücken. Vielleicht machen Sie sich bei Überlegungen zur Gefährlichkeit Ihrer Krebserkrankung Folgendes deutlich:
- Es gibt erprobte Behandlungsmöglichkeiten für verschiedene Krebsarten.
- Ich bewerte meine persönliche Rolle beim Gesundwerden hoch. Dabei versuche ich die Kontrolle über die Behandlung zu behalten, entscheide mich für meinen Arzt und die gemeinsam sorgfältig besprochene Behandlung und sorge mich während der gesamten Behandlungszeit achtsam um mich, mein Leben und meine Beziehungen. Ich versuche trotz aller Gefahr, an dieser Haltung festzuhalten.

Ich konzentriere mich also auf die Stärkung meiner Widerstandkraft?

Ja, reden Sie nicht von Überleben oder Heilung oder Spontanremission oder Ähnlichem, bleiben Sie dabei, Ihre Widerstandskraft zu erhöhen. Damit tragen Sie der Gefahr, die von dem Krebs ausgeht, Rechnung, und folgen gedanklich dem Beispiel Goulds und anderer, zur besseren Hälfte der Statistik zu gehören.

Dabei können mir die Überlebens-Geschichten ja eine erste Hilfe sein. Auch darunter sind Menschen mit als sehr gefährlich geltenden Erkrankungen und starker Krankheitsausbreitung.

Wir können alle von erfolgreichen Patienten lernen. Sie als Betroffene, wir als Behandler. Sie haben den Wunsch, ähnliche Kraft zu mobilisieren, wir haben den Wunsch, Forschungsmittel zu bekommen, Menschen genauer zu untersuchen und diese günstigen Verläufe auch bei schwerster Krankheit genauer zu erfassen. Die bisherigen Forschungsergebnisse über spontane Krankheitsverläufe bei Krebsbetroffenen zeigen, dass der Krebs die Rechung nicht ohne seinen Wirt machen darf. Das gilt insbesondere für die Aufklärung von rasch fortschreitenden und ebenso sich rückbildenden Tumoren. Hier kommen Personeneigenschaften der Betroffenen in den Blick, ohne dass es bis heute gelungen wäre, eine bestimmte Eigenschaft dieser Menschen oder ein psychologisch einheitliches Muster von Umgangsformen mit der Erkrankung benennen zu können.

Jedenfalls gilt es, eine Krebsmedizin zu entwickeln, die von zwei Seiten aus hilft: Einmal damit, das Tumorgeschehen zu bekämpfen, und zum anderen damit, die Widerstandkraft Betroffener zu stärken. Hierauf werden wir in den späteren Kapiteln des Buches näher eingehen.

Literatur:

Brenner H, Stegmaier C, Ziegler H. Verbesserte Langzeitüberlebensraten von Krebspatienten. Die unterschätzten Fortschritte der Onkologie. Deutsches Ärzteblatt 2005; 39: A2628–30.

Everson TC, Cole WH. Spontaneous regression of Cancer. Philadelphia: Saunders 1996.

Hirshberg C, Barasch M.J. Spontanheilungen. Augsburg: Bechtermünz 1997.

Georgios W., 47 Jahre
verheiratet, 2 Kinder, Kellner
Erstdiagnose mit 40 Jahren: Zungenkrebs

Wie kamen Sie mit der Krankheit in Berührung? Es gibt sicher nur wenige Menschen, bei denen sich der Krebs an dieser Stelle zeigt.

Mit 16 Jahren bemerkte ich, dass ich einen kleinen Pickel an der Zunge hatte. Ich suchte einen Arzt auf, der mir mitteilte, dass es sich um nichts Schlimmes handele. Mit den Jahren wurde der Pickel immer größer, und alle Ärzte sagten mir, dass ich mir keine Gedanken machen müsse, da es sich um nichts Bösartiges handeln würde. Es sei aller Wahrscheinlichkeit nach ein »Geburtsfehler«.

Im Oktober 2002 (24 Jahre später) fing auf einmal meine Zunge an zu bluten, nachdem ich einen Waldlauf gemacht hatte. Ich fuhr direkt in ein Krankenhaus in S. Ich fragte den mich behandelnden Arzt, ob er so etwas schon einmal gesehen hätte. Er meinte, dass er so etwas schon gesehen, aber niemals behandelt habe.

Nervosität machte sich in mir breit. Von Erzählungen wusste ich von einer Spezialklinik in M., eine der besten Kliniken hinsichtlich HNO-Erkrankungen. Ohne weiter nachzudenken, entschloss ich mich zusammen mit meiner Schwester nach M. zu fahren. Am nächsten Morgen kam Prof. W. und untersuchte mich. Er diagnostizierte einen übergroßen Blutschwamm (Hämangiom), den er als behandelbar bezeichnete. Er machte mir Hoffnung, dass er das schon wieder hinbekommen würde. Die Behandlung konnte beginnen.

Um eine zu starke Belastung zu vermeiden, entschied man sich zu einer Embolisation (künstlicher Verschluss von Blutgefäßen, Anm. d. Red.). Nach 3–4 Wochen sollte dann eine OP erfolgen. Nachdem die Ärzte MRTs erstellt hatten, wurden sie nervös und entschieden sich für eine Lasertherapie, um den Tumor zu verkleinern. Die Therapie führte nicht zu dem gewünschten Erfolg. Zwei Monate später wurde dann doch operiert. Aus meiner Sicht schienen die OP-Ergebnisse positiv zu verlaufen. Die Nahrungsaufnahme erfolgte durch eine Nasensonde, und die Mundhygiene wurde mit erhöhtem Aufwand (Desinfizierung des Mundraumes) durchgeführt. Eine Woche nach der OP wurde ich wach und es quoll Blut aus meinem Mund. Die Zunge war in zwei Teile gespalten. Das ganze Bett war voller Blut, als ich nach der Schwester klingelte. Einer Ärztin gelang es, die Blutung zu stillen. Durch diesen Vorgang war mein Blutdruck auf 60/40 abgesunken, ich wurde immer schwächer. Tränen schossen in meine Augen, und ich fragte mich, ob es so ist, wenn man sterben muss.

Ich fing an zu beten. Ich wollte noch nicht sterben. Einen Tag später traf ich zufällig den mich operierenden Oberarzt, der mir mitteilte, dass es sich bei meiner Erkrankung doch wohl um eine größere Sache handele, als man ursprünglich angenommen hatte.

Im Sommer 2004 sagten mir die Ärzte in M., dass der Tumor so groß sei, dass eine OP an der Zunge nicht möglich sei (da man dabei die ganze Zunge entfernen müsste). Dies wurde aber verworfen, da man ohne Zunge nicht lebensfähig ist. Die Histologieergebnisse hätten ergeben, dass es sich um einen gutartigen Tumor handelte. Wenn er sich bösartig entwickeln würde, wären die Lymphbahnen betroffen und die Tumorzellen würden sich im ganzen Körper verteilen.

Mit dieser Nachricht stand ich nun ganz alleine da. Ich hatte das Gefühl, dass die Welt untergeht. Keiner konnte mir helfen. Das sollte mein Leben gewesen sein? Mit diesem für mich niederschmetternden Ergebnis fuhr ich, ohne dass jemand anderes etwas von meiner Erkrankung wusste, nach Hause. Meine Gedanken drehten sich ausschließlich ums Sterben. Wie viel Zeit verblieb mir noch? Was würde noch alles auf mich zukommen? Müsste ich bald sterben?

Bis dahin haben Sie das alles mit sich alleine ausgemacht?

Ja, ich habe weitergearbeitet und das medizinische Ergebnis für mich behalten. Noch nicht einmal meiner Frau habe ich davon erzählt. Eines Tages – irgendetwas hatte sich in mir verändert – zeigte sich bei einem erneuten Arztbesuch, dass sich der Tumor bösartig entwickelt hatte. Dann habe ich mich meiner Frau geöffnet, die darauf zu weinen anfing. Sie sagte: »Das kann doch alles nicht sein, es muss doch jemanden geben, der uns helfen kann«. Wir suchten den Radiologen K. auf, der uns sagte: »Sie brauchen Hilfe«. Er versuchte den ganzen Tag in H., M. und B. einen Behandler zu finden. Leider ohne Erfolg, da der Tumor zu groß geworden war.

Ich arbeitete seinerzeit hin und wieder im Lokal meines Schwagers als Kellner. Zufällig machte ich dort die Bekanntschaft einer Frau, die mir von einem Professor S. in der Schweiz erzählte. Er, ein weltweit bekannter Spezialist, habe auch ihren Mann operiert. Obwohl dies eine positive Nachricht war, hatte ich kein Vertrauen mehr. Trotzdem wurde kurz vor Weihnachten 2004 von der Bekannten und meiner Frau der Kontakt zum Professor hergestellt. Da er in dieser Zeit auf Vortragsreise in Indien war, erreichten sie nur das Sekretariat.

14 Tage später – ich weiß es noch ganz genau, es war ein Montag – fuhr ich dann tatsächlich in die Schweiz und traf den Professor. Ja, der Tumor sei wirklich sehr groß, 2/3 der Zunge müssten mindestens entfernt werden. Ob man den Tumor damit ganz erwische, wisse er nicht, aber wir müssten was machen. Er werde es versuchen. Am 08.02.04 war die Operation. Ich wachte auf, er saß vor meinem Bett und gab mir etwas zu essen und zu trinken, um zu sehen, ob ich schlucken konnte. Er gab mir die gute Nachricht, dass er den ganzen Tumor tatsächlich habe entfernen können. Er wollte auch hören, ob ich sprechen konnte. Nun müsse ich viel dafür tun, dass ich gesund bliebe, sagte der Professor. Nach sechs Tagen Klinikaufenthalt wurde ich nach Hause entlassen.

4 Wochen später rief mich Professor S. noch einmal an und sprach eine Stunde mit mir am Telefon. Die Ergebnisse der Gewebeuntersuchungen waren da, es handelte sich tatsächlich um den bösartigsten Tumor, den es in diesem Bereich gibt. Er teilte mir mit, dasseventuell noch Tumorzellen im OP-Gebiet verblieben seien, und riet dazu, diese Region weiter zu bestrahlen. Professor F. (ein Radiologe) riet mir dagegen von einer weiteren Bestrahlung ab, ich weiß die Gründe nicht mehr genau. Ich habe mich dann trotzdem zu dieser Bestrahlung (»Spickung«) entschieden. In einer Klinik in O. wurden 6 Röhrchen aus Kunststoff unter dem Kiefer durchgestochen, um die ganze Region direkt zu bestrahlen. Diese Behandlung war die Hölle. Es war das Schlimmste, was ich je erlebt habe. Die Nebenwirkungen waren fürchterlich, und ich habe bis heute darunter zu leiden. Eine Woche später wurde auch noch von außen bestrahlt. Bei der fünfzehnten von außen durchgeführten Bestrahlung verließen mich meine Kräfte. Ich sackte in mich zusammen. Daraufhin wurde ich in ein Krankenhaus nach S. verlegt, wo ich von Anfang Mai bis Mitte Juli behandelt wurde. Mein Körper war am Ende seiner Kräfte. Im Krankenhaus wurden die Folgen der Bestrahlung wie Verbrennungen im Mund- und Rachenbereich behandelt. Ich bekam schmerzstillende Medikamente. Ich befand mich in einem tiefen seelischen Loch.

Das ist ja schon von außen besehen ein dramatisches Geschehen. Wie denkt und fühlt man in einer solchen Situation?

Ich habe die weiteren Behandlungen durch Gebete begleitet. Hierbei lief mein gesamtes Leben noch einmal vor mir ab. Ich habe versucht, Fehler in meinem Leben zu analysieren. Ich versuchte mir klarzumachen, warum gerade mich diese schwere Krankheit traf. Ich habe nach Fehlern gesucht, um verstehen zu können, warum gerade mich dieses harte Schicksal bestraft. Dabei habe ich in meinem Innersten gespürt, dass Gott mir helfen wird. Die Schmerzen ließen nach. Bei all diesen Behandlungen war meine Frau an meiner Seite und hat mich durch diese schwierige Zeit begleitet. Die Knochendichte war verringert und der Speichelfluss war völlig am Ende. Damals und bis heute anhaltend muss ich immer alle paar Minuten Wasser trinken, damit ich überhaupt sprechen und leben kann. Ich habe auch kein Geschmacksgefühl mehr.

Psychisch war ich völlig fertig. In dieser Situation habe ich eine Psychotherapie begonnen. Ich litt unter Angstzuständen, Schweißausbrüchen, Atemnot, wurde nachts mehrmals wach und alles war voller Panik. Ich wachte früh morgens auf und konnte nicht mehr einschlafen.

Das alles ist einige Jahre her, wie sind denn die Nachuntersuchungen ausgegangen?

Ich habe eine umfangreiche Zahnsanierung machen müssen, und da wurde schon gesehen, dass im Mund- und Rachenraum eigentlich alles in Ordnung ist. Gott sei Dank!

Worauf führen Sie in Ihrem Denken die Krankheit zurück? Im Nachhinein wird einem das ja manchmal deutlicher.

Ich habe das damals unmittelbar gedacht und denke es heute noch: Die Krankheit war eine Strafe für Sachen, die nicht gut waren in meinem Leben. Ich habe schlechte Sachen gemacht, bin in Sünde gekommen, bin bestraft worden. Es hing unmittelbar mit einer Geschichte zusammen, die zwischen meiner Mutter und meinem Vater in Griechenland lief. Die Mutter bezichtigte meinen Vater eines Seitensprungs und verfluchte ihn. Ich weiß noch, wie er mit dem Auto davon fuhr und der Fluch meiner Mutter hinterher schallte. Kurz darauf gab es einen Autounfall. Der Unfallgegner starb, mein Vater überlebte, lag jahrelang in Koma, bis er starb. Meine Mutter hat ihn 13 Jahre lang gepflegt. Ich habe die Hand erhoben gegen meine Mutter in dem

Moment, als sie meinen Vater verfluchte. Es war sehr viel Böses in meiner Mutter. Ich habe gespürt, dass dieses Böse irgendwie dann auf mich überging, indem ich ihr die Schuld für den Tod des Vaters gab. In der Psychotherapie ich bin dann dazu gekommen, über all diese Ereignisse zu sprechen. Ich erinnerte mich, dass ich einige Wochen nach dem damaligen Erlebnis, wo ich 16 Jahre alt war, erstmalig ein Knötchen auf der Zunge spürte, was ich jedoch nie wieder beachtet habe.

Noch während der Therapie bin ich – nunmehr vor 3 Jahren – nach Griechenland gefahren und habe mich mit meiner Mutter versöhnt. Ein Grieche kann nicht ohne die Liebe seiner Eltern leben. Ich werde das nie vergessen. Ich habe sie um Verzeihung gebeten. Wir sind gemeinsam zum Grab des Vaters gefahren. Sie hat geweint und sagte, sie müsse etwas für mich tun, weil sie seinerzeit im Unrecht war. Ich sagte, dass sie nichts für mich tun können, außer zu beten. Sie soll zu Gott beten, dass er mir ein weiteres Leben schenkt. Ich möchte nur leben, sonst nichts.

Man hat den Eindruck, als hätte sich die innere Statik Ihres Selbstgefühls verändert. Haben Sie noch andere Veränderungen in Ihrer Person nach der Erkrankung erlebt?

 Ja, früher habe ich gestrebt und geschafft, es war mir wichtig zu reisen und etwas hinzubekommen. Heute denke ich anders darüber: Ich wache auf und denke an einen schönen Tag. Ich denke an meine Kinder und an meine Frau. Ich plane nicht mehr. Ich bin zufrieden, habe aber nicht mehr solche ehrgeizigen Pläne. Ich weiß, ich bin insgesamt anders geworden, ich kann gar nicht sagen wie. Ganz wichtig für mich ist Gott geworden. Wenn ich nicht mit Gott aufstehe, dann geht es nicht. Ich bin stolz auf mich, stark, aber ohne seine Hilfe – nein. Er weiß, wann meine Zeit gekommen ist. Ich bete jeden Tag und jede Nacht, das war früher nicht so. Ich habe gebetet, dass die Schmerzen weggingen als ich krank war, jetzt bete ich auch ohne Schmerzen. Gott ist mein bester Freund.

Zum Thema Angst und Mut: Können Sie dazu etwas sagen?

Ich hatte natürlich Angst, fürchterliche Todesängste während der akuten Zeit der Krankheit. Früher waren es Ängste, dass ich meine Ziele nicht erreiche. Jetzt habe ich eigentlich keine Angst mehr. Wer soviel Angst erlebt hat, ist einfach freier geworden. Es macht mir, wenn ich so überlege, eigentlich nichts mehr richtig Angst.

Gibt es Veränderungen in Ihren Beziehungen?

Ja, meine Beziehungen haben sich deutlich verändert: Viele Freunde, bekannt aus früheren Zeiten, haben sich in Zeiten der Krankheit entfernt. Meine Familie ist mir wichtiger geworden. Ich habe aber auch andere Leute kennengelernt, vielleicht durch die Krankheit. So habe ich eine Frau mit ihrem Lebensgefährten kennengelernt, besser gesagt, wir haben sie kennengelernt. Diese neu gewonnenen Freunde hat Gott mir geschickt, da bin ich mir ganz sicher. Diese Bekanntschaft hilft mir sehr, meinen neuen Platz im Leben einzunehmen. Es sind für mich richtige Freunde, die immer für mich da sind. Wir sind oft zusammen und haben tiefgehende Gespräche, die uns miteinander verbinden.

Hat es Veränderungen in der Arbeitssituation gegeben?

Von Haus aus war ich Elektroinstallateur, habe aber daneben viel bei meinem Schwager als Kellner geholfen. Der hatte ein Restaurant. Ich sollte später sogar den Laden übernehmen. Durch die Krankheit ist das nicht zustande gekommen. Ich bin jetzt in Rente und bekomme 500 Euro monatlich, dazu glücklicherweise noch eine Berufsunfähigkeitsrente. Meine Frau arbeitet und ich helfe manchmal – je nach Gesundheitszustand – als Kellner aus. Ich habe vor, das auszubauen, da ich mich jetzt gesund fühle. Insbesondere habe ich seit einem knappen Jahr die Magensonde heraus und kann nun wieder freier arbeiten, was ich immer sehr gern gemacht habe.

Wie beurteilen Sie Ihre jetzige gesundheitliche Lage?

Im Augenblick fühle ich mich sehr gut. Bis auf die Mundtrockenheit halte ich mich für gesund. Ich hatte zwar im vergangenen Jahr erhebliche Probleme mit den Zähnen und musste (wegen der Veränderung der Knochenstruktur durch die Bestrahlung seinerzeit) auch wieder Operationen im Mundbereich über mich ergehen lassen, aber nun sind die Wunden verheilt und man sieht mir nichts an, es geht mir gut.

Ich habe auch nie wieder ein Rezidiv oder gar eine Metastasierung gehabt. Die letzte Untersuchung blieb glücklicherweise ohne Ergebnis. Alles ist Jahre her.

Was halten Sie für das Wichtigste und Wirksamste, wenn Sie an die Überwindung Ihrer Krankheit denken?

Meine innere Stärke, die ich bis dahin nicht kannte, die mir Gott durch meine Gebete geschenkt hat. Ich habe die innere Stärke meines Vaters, er hatte ein starkes Herz. Ich habe innerlich sehr viel Energie. Dass ich die Krankheit bis heute besiegt habe, hängt mit dieser Energie zusammen. Wenn ich den Körper weiter aufbaue, und ich meine vor allen Dingen psychisch, dann glaube ich auch gesund zu bleiben. Früher war meine Energie durch das Gefühl, gesündigt zu haben und unter Strafe zu leben, bedroht. Die Vergebung vor 3 Jahren durch meine Mutter war eine ganz wichtige Wende. Die Sünde hat damals viel Saft aus mir genommen, jetzt spüre ich, dass ich lebe.

Haben Sie noch Medikamente eingenommen?

Nein, keine Medikamente, außer hin und wieder Antibiotika, aber ich habe Homöopathie genutzt, Selen.

Ich bin fest davon überzeugt, dass jeder Einzelne Potentiale hat, durch sein eigenes Bestreben etwas Besonderes zu tun. Man muss es nur für sich herausfinden und es anwenden. Man muss nur fest an sich glauben. Glaube versetzt Berge.

Was nützt? – Teil 1

Medizin

Wenn ich mich frage, ob die Medizin effektive Waffen gegen meine Krebserkrankung hat, beschleichen mich gleichzeitig Ängste. Einmal, ob die Behandlung wirklich noch nützt oder das Leiden nur verlängert. Zum anderen,
ob ich unter der Behandlung nicht mehr leiden muss als unter der Krankheit.

Die Erfolge der Medizin beim Einsatz gegen Krebserkrankungen sind
differenziert zu sehen. Bei manchen Krebsarten – zum Beispiel beim Hoden-
krebs, beim Melanom (schwarzer Hautkrebs), beim Schilddrüsenkrebs, beim
Brustkrebs, bei bestimmten Formen der Leukämie – gab es in den letzten
Jahren beträchtliche Fortschritte. Bei anderen Krebsarten blieben diese Fortschritte aus. Dazu kommt, dass medizinische Behandlungen dann erfolgrei-
cher sind, wenn sich der Krebs über das örtliche Tumorgeschehen hinaus
noch nicht ausgebreitet hat.

Meinen Sie, wenn ich Krebs im Anfangstadium habe? Also lediglich ein Tumor
gefunden wird?

Wenn er lokal begrenzt ist. Beim Brustkrebs bedeutet das zum Beispiel,
wenn kein Lymphknotenbefall vorliegt und keine Fernmetastasen in Leber,
Lunge oder Knochengerüst zu finden sind.

Was heißt denn überhaupt Lymphknotenbefall oder Metastasierung?

Stellen Sie sich Lymphknoten am besten wie Schleusen in einem Bach
vor. Vor der Schleuse sammeln sich mitschwimmende Blätter, Äste, Unrat
usw. Vom Tumor eventuell ausgewanderte Krebszellen sammeln sich an den

Lymphknoten. Passieren sie auch diese »Stoppschilder«, können sie in den Körper auswandern. Ob sie dort dann Metastasen, also regelrechte Absiedlungen bilden oder vom Abwehrsystem rechtzeitig erkannt und vernichtet werden, ist zum Beispiel Ziel des diagnostischen Suchprozesses gleich zu Beginn der Erkrankung.

Manchmal reicht also eine Operation? Wenn sich die Krankheit noch nicht ausgebreitet hat?

Ja, oft in Kombination mit einer Bestrahlung des Gebietes um den Operationsraum herum. Die gefürchtete Chemotherapie wird bei manchen Krebsarten erfolgreich eingesetzt, bei anderen zeigt sie kaum Wirkung. Gleiches gilt für andere Behandlungen, die zur sogenannten Nachbehandlung gehören, wie Antihormon- oder Antikörpertherapien. Oft werden auch verschiedene »Therapieoptionen« miteinander kombiniert.

Wie soll ich mich da zurechtfinden?

Fragen Sie Ihren Arzt. Sicher auch den Spezialisten, aber ebenso Ihren Hausarzt. Sie brauchen einen »Lotsen«, der Ihnen mit seinem Fachwissen auf alle Fragen eine verstehbare Antwort gibt und dem klar ist, dass Sie mit den Antworten Sicherheit gewinnen können.

Kann der Arzt auch meine Chancen, gesund zu werden, bestimmen?

Er kann Ihnen nur statistische Auskünfte geben, prozentuale Angaben machen, wie wirkungsvoll eine Operation, eine Strahlenbehandlung, eine Chemotherapie oder neuere Therapieformen, zum Beispiel antihormonelle Therapie oder Antikörpertherapien, in großen Gruppen von Behandelten sind. Diese Studienergebnisse beschreiben, um wieviel Prozent diese verschiedenen Behandlungsformen Ihre Überlebenschance statistisch erhöhen.

Was bedeuten solche Aussagen für mich?

In der Tat wenig. Statistik bedeutet in einem Beispiel formuliert, dass 50% einer großen Gruppe von gleich betroffenen Patienten auf eine Behandlung gut bis ganz hervorragend reagieren, 50% weniger gut oder kaum. Zu welcher Gruppe Sie gehören, kann der Arzt nicht voraussagen, da die Studienergebnisse eben nur den statistischen Mittelwert angeben. –Deshalb geben gute Ärzte auf Fragen nach den Überlebenschancen höchst ungern Antworten. Es bleibt eben noch unklar, zu welcher Gruppe Sie zählen.

Sie meinen, Sie müssten medizinische Behandlungen zum einen und die Reaktion auf diese Behandlung zum anderen unterscheiden?

Genau. Es ist noch zu unbestimmt, was zu einer guten, weniger guten oder schlechten Reaktion auf Therapie alles beiträgt. Hier rückt womöglich mehr der Wirt und weniger der Tumor in den Blick. Deswegen kann der besonnene Arzt auf Fragen nach der Wirkung der Behandlung oder gar der Prognose keine definitiven Antworten geben, sondern er bespricht am besten mit dem Patienten die aktuellen Werte und erklärt deren Zustandekommen. Letztendlich kann er dem Patienten eine gewisse Unsicherheit nicht ersparen.

Das gilt wohl besonders bezüglich sogenannter systemischer, also den ganzen Körper betreffenden Behandlungen, zum Beispiel der Chemotherapie.

Operations- und auch Bestrahlungseffekte sind hinsichtlich des Nutzens genauer zu berechnen. Chemotherapie, antihormonelle Therapie oder Antikörpertherapie weniger gut.

Über die Nebenwirkungen von Behandlungen haben wir ja noch gar nicht gesprochen.

Sie sind ein eigenes Kapitel. Grundsätzlich ist zu sagen: keine Wirkung ohne Nebenwirkung. Am besten ist, Sie schreiben sich alle Fragen dazu auf und stellen Sie Ihrem Behandler. Die Ärzte sind von ihren Fachgesellschaften aufgerufen, mit ihren Patienten über das Abwägen des Nutzens und Schadens einer Behandlung zu einer gemeinsamen Entscheidungsfindung kommen. Auch im Verlauf der vereinbarten Behandlung ergeben sich Fragen, die gestellt und beantwortet werden müssen.

Soll ich mir eine zweite Meinung einholen? Wenn ja, wo und wie?

Wir haben schon gesagt: Ärzte, insbesondere Onkologen, also Krebs-ärzte, sind den Leitlinien (von medizinischen Fachgesellschaften erstellte Qualitätsstandards, Anm. d. Red.) verpflichtet. Daher werden Sie beim zwei-ten Arzt oder in einem Zentrum oder auch bei telefonischen Patientenaus-künften, die manche Zentren anbieten, vermutlich ähnliche Auskünfte be-züglich beabsichtigter oder vorgeschlagener Behandlung bekommen. Wich-tig dabei ist jedoch die Sicherheit, die Sie selbst durch eine Zweitmeinung bekommen können. Diese Sicherheit können Sie beim ersten Arzt schon ha-ben oder beispielsweise durch einen längeren, anderweitig organisierten Be-fragungsweg erreichen. Hier geht jeder Patient anders mit sich um, und es hängt sicher von Ihrer bisherigen Erfahrung ab, wie Sie wichtige Lebensent-scheidungen getroffen haben.

Es wird vermutlich später darauf ankommen, dann »Ja« zu einer gewählten Behandlungskombination zu sagen.

Nach alledem, was wir heute wissen, wirkt sich ein bewusstes Ja zu einer mit dem Arzt Ihres Vertrauens gewählten Behandlung günstig auf das Ergeb-nis aus. Vielleicht halten Sie sich an den Satz: Der Arzt kümmert sich um die Krankheit, Sie kümmern sich um Ihr Leben – und beide sind verantwortlich für ihren jeweiligen Bereich und respektieren denjenigen des anderen.

Die beste Behandlung wirkt doch nur im Moment. Was bedeutet das für die Zukunft? Kommt der Krebs denn nicht häufig wieder?

Viele Krebserkrankungen gelten heutzutage nicht mehr als akutes Lei-den, sondern möglicherweise als chronische Erkrankung. Chronisch heißt, die Erkrankung kann im Leben wieder auftauchen, sie muss es jedoch kei-neswegs.

Die Vorstellung macht mir Angst, dass der Krebs noch mal auftreten kann.

Diese Angst teilen Sie mit den meisten Krebskranken. Halten Sie sich am besten daran: Er kann – muss jedoch keinesfalls – wieder auftreten. Die heute üblichen Beobachtungszeiten sind bei vielen Krebsarten nicht mehr 2 oder 5 Jahreszeiträume, sondern 10- oder 15-jährige Verlaufsbeobachtungen. Die sogenannten 15-Jahres-Überlebensraten sind bei den meisten Krebsarten gestiegen. Wenn er wieder auftritt, kann er erneut behandelt werden. Sie bekommen Sicherheit, wenn Sie wissen, an wen Sie sich dann wenden können und wie Sie an Informationen über Behandlungen kommen können. Wir nennen das auch Patientenkompetenz.

Also Wissen hilft gegen Angst?

Die Beschäftigung mit der Erkrankung macht anfangs größere Angst. Späterhin wächst Ihre Kompetenz im Umgang mit der Angst genauso wie im Umgang mit der Medizin, und Sie wissen mehr über das Gesundwerden.

Darüber hinaus wächst weltweit das Wissen über Krebs. Die Fachleute sind sich einig darüber, den Krebs zwar nicht besiegen, ihn aber besser verstehen zu können und dadurch wirkungsvollere Behandlungsformen zu entwickeln.

Trotzdem bleibt eine Restangst.

Mit dem erstmaligen Einbruch einer Krebserkrankung haben Sie die Unschuld der Unbekümmertheit verloren. Sie leben von da an für lange Zeit im Raum des Risikos. Sie lesen in den Interviews, wie Betroffene diese Angste in eine Art positive Wachsamkeit umwandeln können und eine hohe Bewusstheit entwickeln für das persönlich Wichtige und Sinnhafte. Die allermeisten sitzen dann auf ihrem weiteren Lebensweg »am Steuer« und haben gelernt, Gefährliches zu meiden und Günstiges zu suchen. Das kann trotz der Gefahren außerordentlich glückhaft werden.

Naturheilkunde

Kaum hat man die Diagnose Krebs, fällt man unter die Ratgeber wie unter die Räuber. Zum Thema Naturheilkunde weiß jeder etwas. Die einen warnen, die anderen empfehlen alles Mögliche, von Tees über Diäten bis zu lebenslangen Mistelinjektionen.

Machen Sie sich die Wirkungsweise von Naturheilmitteln klar: Sie zielen nicht auf die Tumorzelle, sondern sollen den Organismus aktivieren und harmonisieren. Das ist sicher eine vernünftige Idee, da die Tumorzelle von der Umgebung lebt und möglicherweise durch schwierige, ungleichgewichtige Milieubedingungen entstanden ist bzw. erneut wachsen kann. Die konventionelle Medizin zielt auf die Tumorzelle, die naturheilkundliche Medizin auf die Stärkung des Wirts.

Kann ich denn gleichzeitig im klassischen Sinne medizinisch behandelt werden und parallel dazu Naturheilkunde nutzen?

Grundsätzlich ja, aber suchen Sie sich einen guten, sachkundigen Behandler, der weiß, was hilfreich für Sie sein kann und was wirkungslos oder gar fehl am Platze. Es ist sicher kein Fehler, sich etwas vertiefend mit entsprechend seriöser Literatur in das Thema Naturheilkunde einzulesen.

Manche Ärzte sind ausgesprochen negativ zur Naturheilkunde eingestellt, warum eigentlich?

In der Krebsmedizin werden nach wissenschaftlich seriösem Standard Heilmittel nur dann empfohlen, wenn die sogenannten Studienlage bedeutsame Wirkungen nachgewiesen hat. Hier rüstet die naturheilkundliche Medizin zurzeit auf. Es gibt aber noch recht wenig aussagekräftige Ergebnisse, die die gewünschte Wirkung eines Heilmittels aus diesem Bereich studienbasiert nachweisen können.

Es tummeln sich ja auch Quacksalber und Scharlatane auf diesem Feld.

Sicher, umso wichtiger ist es, sich auf die Verordnungsmöglichkeiten zu reduzieren, die wissenschaftlichen Standards entsprechen. Die gibt es. Klar abzulehnen sind teuere und wenig überprüfte Mittel. Suchen Sie sich einen seriösen Behandler und lesen Sie vorher etwas, was Ihnen hilft, die Spreu vom Weizen zu unterscheiden, um diesen Behandler zu finden. Er sollte sich, wie der onkologisch fortgebildete Arzt auch, auf die Behandlung von Krebserkrankungen verstehen.

Ich stelle mir vor, dass Naturheilkunde auch präventiv wirkt und mich vor dem Wiederauftauchen der Erkrankung schützt.

Gerade angesichts der Tatsache, dass Krebsleiden heute nicht mehr ausschließlich als akute, sondern als chronische Erkrankungen gelten, die mehrmals in einem länger gewordenen Leben auftauchen können, erscheint eine günstige, länger dauernde Unterstützung der körpereigenen Abwehr- und Reparaturmechanismen empfehlenswert. Neben ausgewogener Ernährung, moderatem Sport und einer vernünftigen Psychohygiene kann Naturheilkunde hier hilfreich sein. In den großen Zentren der Krebsmedizin hat Naturheilkunde neben der konventionellen Medizin und der Psychoonkologie ihren festen Platz.

Literatur Medizin:

Brenner H, Stegmaier C, Ziegler H. Long-term survival of cancer patients in Germany achieved by the beginning of the third millenium. Annuals of Oncology 2005; 16: 981–6.

Nagel G, Theobald S, Neusetzer B, Audörsch J. Patientenkompetenz: Begriffsbestimmung und prognostische Relevanz bei Krebs-Ergebnisse einer Umfrage. Deutsche Zeitschrift für Onkologie 2004; 36: 110–17.

Schwickerath J, Reuter E, Rehse B, Schneider B. Psychoedukative Nachsorgeprogramme – ein Muss für Brustkrebs-betroffene Patientinnen? Fördern Seminare die Patientenkompetenz? Gynäkologie 2008; 13: 1–9.

Weis J, Giesler JM. Subjective dimensions of patients competence. Patient Education and Counseling 2008; 73: 511–8.

Literatur Naturheilkunde:

Beuth J. Krebs ganzheitlich behandeln. 3. Aufl. Stuttgart: Trias 2007.

Gerber B. Einfluss von Umwelt, Ernährung und Lebensstil auf das Brustkrebsrisiko. Deutsches Ärzteblatt 2001; 8 (24): 1612–9.

Hübner J. Aloe, Gingko, Mistel & Co. Ergänzende Wirkstoffe in der Krebsbehandlung. Stuttgart: Schattauer 2009.

Unger C, Weis J (Hrsg). Unkonventionelle Onkologie. Stuttgart: WVG 2005.

Peter R., 58 Jahre
verheiratet, 1 Kind,
Erzieher in einem Kinderheim
Erstdiagnose mit 56 Jahren: Hirntumor

Sie erinnern sich noch, wie Sie erstmalig mit der Krankheit in Berührung gekommen sind?

Daran erinnere ich mich noch gut. Sonntags hatte ich enormen Kopfdruck, hatte das Gefühl, dass mir die Schädeldecke wegfliegt. Ich kam ins Krankenhaus. Nach der ersten Röntgenaufnahme sagte die Ärztin: »Sie haben einen Gehirntumor!«. Der Satz war noch nicht zu Ende, da gingen für mich und meine Frau alle Lichter aus. Die Ärztin sagte noch: »Wollen Sie den Tumor noch mal sehen?« Er war 3–4 cm groß.

Anfang August 07, kurze Zeit nach der Diagnose, wurde ich operiert. Abends zuvor lernte ich meine Operateure kennen. Ich fand das richtig klasse. Die Ärztin nahm die Sache salopp »Da machen wir morgen die Dose auf«. Danach weiß ich etwa 20 Tage nichts mehr. Ich war auf der Intensivstation und habe keine Erinnerung mehr an diese Zeit. Ich wurde wach und war verblüfft. Ich hatte keinerlei Schmerzen, keine großartigen Gedanken, konnte sehen, alles bewegen, schmecken. Die Gedanken kamen erst 4 Wochen später, da ist mir das bewusst geworden. Ich habe 4 Wochen lang viel geschlafen. Hatte überhaupt keine Schmerzen. Bis zum 8. Oktober war ich im Krankenhaus.

Ich wollte unbedingt nach Hause, am 8. Oktober hatte ich Silberhochzeit. Meine Frau hatte Angst: Wie sollte ich die Treppen im Haus steigen? Es hat aber alles gut geklappt. Ich habe regelmäßig meine physiotherapeutischen Übungen gemacht. Immer wieder dachte ich, es fällt dir nichts an dir auf, ich war überrascht. Da stimmt doch was nicht. Haben die mich überhaupt operiert? Ich bekam Strahlenbehandlung und Chemo, 7 Wochen lang, danach noch sechsmal Chemo. Seit jetzt etwa 6 Monaten bin ich ohne Therapie.

77

Und wie waren die Nachuntersuchungen? Wie sind sie bis heute ausgegangen?

Die beiden Nachuntersuchungen, einmal vor 6 Monaten und nun vor einer Woche, waren ohne weiteren Befund. Tumorreste waren noch da, aber es hatte sich nichts bewegt. Die Ärzte hatten mir vorher gesagt: »Da ist noch was drin und man weiß nie, ob das wieder wächst.« Immerhin war das ein Tumor, Grad 4. Ich habe das so aufgefasst, dass das der stärkste und aggressivste Tumor war.

Konnten Sie irgendetwas selbst tun?

Später habe ich anlässlich der Nachuntersuchungen beim Arzt mal was über Tumore gelesen. Was ist gut, was kann ich tun, was ist schlecht, was schadet mir? Davon habe ich aber nicht viel gehabt.

Der Glaube kann Berge versetzen. Meine ständige Überlegung war bei der Chemo, wie ich mir die Chemotabletten schmackhaft machen kann. Ich habe mir dann vorgestellt, meine Abwehrzellen bestünden aus kleinen Männchen mit roten Helmen und einer Spitzhacke, und ich habe immer ein bestimmtes Ritual beibehalten: Einmal eine Chemotablette genommen mit Wasser, dann das Wasser nachgefüllt. Eine Stunde später die zweite Chemotablette genommen. Ich habe mir gedacht, mit dem Wasser werden diese kleinen roten Männchen ins Gehirn gespült und tun dort ihre Arbeit. Das Wasser transportiert das und später scheide ich alles wieder aus. Ich pinkele mir das sozusagen weg. Das geht dann in die Toilette, von der Toilette in das nächstgelegene Flüsschen, von dort in den Rhein, dann ins Meer und dann verschwinden die Krebszellen irgendwie im großen Meer.

Wenn mir schlecht wurde oder wenn es begann mir schlecht zu werden, habe ich mir eine Wiese vorgestellt, die ich genau kenne. Es handelte sich um eine Wiese, die zwischen H. und B. liegt und die ich genau vor mir sehe: Ich sehe die Wiese voller Löwenzahn, in der Mitte eine Tränke, Kühe drum herum, weiter oben sind Obstbäume. Ich konnte mich eine halbe Stunde so in dieses Bild versenken, und dann war die Übelkeit weg.

Womit bringen Sie Ihre Krankheit in Verbindung? Die meisten Betroffenen haben eine persönliche Meinung über Ursachen.

Wenn ich mir heute die Frage stelle, in welchem Zusammenhang diese Erkrankung überhaupt steht, was das mit meinem Leben zu tun hat, dann denke ich, die Krankheit ist eine Botschaft. Sie hat mir gezeigt, wie schön das Leben ist. Vorher habe ich nur für die Arbeit gelebt. Ich war jahrzehntelang Erzieher in einem Kinderheim, war völlig überfordert mit den ständig neu zusammengestellten Gruppen, wurde auf der Arbeit alleingelassen. Es gab oft eine regelrechte Mobbing-Situation. Immer hatte ich Angst, dass ich etwas verkehrt machte. Wenn bei uns etwas verkehrt lief, ließen uns die Leiter drei Tage schmoren. In diesen drei Tagen hatte ich fürchterliche Angst, was jetzt auf mich zukäme. Ich habe die Kinder meiner Gruppe ständig im Kopf gehabt. Habe die Entwicklung dieser Kinder verfolgt. Bin in der Arbeit versunken. Hatte Jahre vorher Depressionen, war mehrmals im Krankenhaus, hatte Übergewicht und war fix und fertig. Ein Jahr vor der Erkrankung sagte mir mal ein Psychologe in einer Reha: »Schmeißen Sie die Arbeit hin. Versuchen Sie eine Abfindung rauszuschlagen und gehen Sie weg von dieser Arbeit!«

Ich war einsamer geworden und saß ständig zu Hause und grübelte. Meine Frau kriegte mich überhaupt nicht mehr aus dem Haus. Ich bin sicher, die Krankheit ist Ausdruck der Stresssituation über Jahre. Ich bin froh, dass ich diese Krankheit bekommen habe. Sie hat mir den Absprung ermöglicht. Ich gehe jetzt nicht mehr an diese Arbeitsstelle zurück. Mit meinen Ärzten bin ich übereingekommen, dass ich jetzt erst einmal krank bin, dann gehe ich in eine Reha, später stelle ich einen Rentenantrag. Ich habe Hilfe auf diesem Weg.

Was hat sich gewandelt in Ihnen? Merken Sie, dass sich etwas verändert hat?

Ich habe mich dermaßen verändert! Früher bin ich keine 100 m zu Fuß gelaufen, habe ständig das Auto benutzt, dann habe ich einen Menschen getroffen, der hat mich angestachelt. Jetzt laufe ich einmal um die ganze Stadt. Morgens gehe ich um neun Uhr heraus und komme abends manchmal um acht Uhr wieder. Ich habe so viele tolle Menschen kennen gelernt, vielleicht habe ich die auch vorher schon gesehen, aber ich habe sie einfach nicht wahrgenommen. Ich bin auch von Vielen enttäuscht worden. Eine Zeitlang war ich ziemlich einsam, aber ich treffe jetzt so viele neue Menschen und bin sehr glücklich über meine neue Offenheit.

Ich habe angefangen, mich von Dingen zu lösen, früher habe ich alles gesammelt. Ich war ständig damit beschäftigt, mein Haus abzubezahlen. Habe immer mehrere Schritte vorausgedacht. Was soll werden? Wie komme ich zurecht? Das Leben und die Zukunft machten mir Angst. Heute habe ich eine leichtere Einstellung. Ich akzeptiere das, was ist, bin gelassener und habe viel weniger Angst. Ich habe neue Sicherheit bekommen.

Was sagen denn Ihre Frau und Ihr Sohn zu diesen Veränderungen?

Auch meine eheliche Beziehung hat sich gewandelt. Kurz nach der Erkrankung, da wo ich anfing herauszugehen, passte meine Frau ständig auf. Ich kam mir regelrecht überbehütet vor. Jetzt müssen wir uns in einer neuen Form finden. Ich sehe meine Bedürfnisse deutlicher, sehe auch die Bedürfnisse meiner Frau deutlicher. Früher gingen wir in allem konform, aber haben uns über unsere jeweiligen Bedürfnisse nicht ausgetauscht. Jetzt passe ich auf mich auf, aber auch auf meine Frau. Wir müssen unsere persönlichen Bedürfnisse abstimmen, das ist für meine Frau manchmal nicht ganz einfach. Sie hat vor einigen Wochen gesagt: »Ich will eigentlich meinen alten Peter wieder haben«. Das geht nicht mehr, das will ich nicht mehr. Der alte Peter ist krank geworden, der neue macht sich auf, gesünder zu leben.

Meine Einstellung zu Gott hat sich nicht geändert, aber der Glaube ist vielleicht stärker geworden. Ich gehe oft zu einer Kapelle ganz in der Nähe, dort lebt eine Eremitin, die ich schon lange kenne. Sie hat mir ein Medaillon geschenkt. Ich habe auch andere Medaillons für die anderen Mitstreiter (einer Selbsthilfegruppe Betroffener, Anm. d. Autors) mitgebracht.

Wie schätzen Sie Ihre jetzige gesundheitliche Lage ein?

An und für sich ganz gut mit einigen Macken. Diese Macken sind aber nicht schwerwiegend.

Worauf führen Sie die recht gute, aktuelle gesundheitliche Situation denn eigentlich zurück?
Was hat Ihnen am meisten geholfen?

Ich bewege mich sehr viel mehr, esse regelmäßiger als früher, auch die Chemo hat mir geholfen. Vor allen Dingen haben mir jedoch die vielen psychologischen Gespräche geholfen, die einzelnen und die Gruppengespräche, das Kennenlernen des inneren Erlebens meiner Mitstreiter.

Da gibt es zum Beispiel einen Sessel zu Hause. Den habe ich seit 25 Jahren da stehen, der ist schon durchgesessen. In diesem Sessel habe ich alles durchgegrübelt. Jetzt fliegt er bald raus. Ich sitze gar nicht mehr in dem Sessel. Er hat keine Funktion mehr. Ich bin offener geworden, ich habe überhaupt ganz andere Gedanken. Früher habe ich meinen Sohn vielleicht mal 2 Stunden gesehen, wenn wir zusammen auf den Fußballplatz gingen. Heute rede ich viel mehr mit meiner Frau und mit meinem Sohn.

Ich bin dankbar und möchte etwas zurückgeben. Ich habe vor, in das Altenheim zu gehen in unserer Stadt und vielleicht mit den alten Leuten Karten zu spielen. Ich will was zurückgeben.

Was nützt? – Teil 2

Psychotherapie

Bin ich denn psychisch krank oder neurotisch, wenn ich die Empfehlung bekomme, mir als Krebskranker professionelle psychotherapeutische Hilfe zu holen?

Hier ist Aufklärung angebracht. Bei der psychotherapeutischen Hilfe für Krebserkrankte ist eine Sonderform, die sogenannte Psychoonkologie, gemeint. Psychoonkologen sind Psychotherapeuten oder Ärzte, die sich mit der Innenwelt des Erkrankten beschäftigen und ihm beim Gesundwerden von Innen helfen. Psychoonkologische Psychotherapie gehört zu den wissenschaftlich sehr gut überprüften psychotherapeutischen Behandlungsformen. Sie finden heutzutage in jedem klinischen Zentrum eine Psychoonkologin oder einen Psychoonkologen. Fragen Sie danach.

Wie kann ich mir eine solche Hilfe vorstellen?

Den Schock der Diagnose haben Sie erlebt, vermutlich befinden Sie sich, wenn Sie dieses Buch lesen, noch mitten in der Krise. Es gilt, die Behandlung durchzustehen und zu spüren, wie sich die Weltsicht verändern kann. Hier ist es gut, einen sachkundigen und menschlichen Begleiter zu haben, der Sie auffängt, wenn Sie Angst bekommen, der Ihnen Hilfe bei der »Durchsicht« Ihres Lebens und den kritischen Stellen darin zusichert. Der dann das Gesunde in Ihnen sieht, Ihre Stärken erkennt, auch wenn Sie sich noch schwach fühlen, und Ihr Bewusstsein auf die Bewältigung der Krise ausrichtet.

Versteht ein Psychoonkologe denn was von Krebs und dessen Behandlung? Arbeitet er mit meinem Arzt zusammen?

Er ist eigens dafür ausgebildet. Die Zusammenarbeit mit Ihrem Arzt oder Ärzten ist obligatorisch und Bestandteil des psychotherapeutischen Behandlungsvertrages. Alle Krankenkassen tragen hierfür die Kosten. Man begreift allenthalben, dass psychoonkologische Therapie beim Gesundwerden nach Krebs hilft und die medizinische Therapie unterstützt und ihre Wirksamkeit verstärken kann.

Wie lange dauert denn so eine Therapie?

Das richtet sich nach dem Einzelfall. Gehen Sie davon aus, dass durchschnittlich 40 Stunden – vielleicht verteilt auf einen Zeitraum von einem halben bis eineinhalb oder zwei Jahren – von Erkrankten in Anspruch genommen werden.

Wer nimmt denn psychoonkologische Therapie überhaupt in Anspruch und wann? Direkt noch während der medizinischen Behandlung oder erst später?

Vielleicht sind Sie in der Akutzeit schon im Krankenhaus mit einem Psychoonkologen in Berührung gekommen. In den meisten Zentren gibt es eine entsprechende Sprechstunde.

Die spätere Inanspruchnahme von Psychotherapie – in Form einer ambulanten Therapie – richtet sich stark nach Ihrer Vorstellung, mit was Sie Ihre Krebserkrankung in Verbindung bringen. Sehen Sie Zusammenhänge der Erkrankung mit bestimmten kritischen Lebensformen, problematischen Beziehungen, kraftraubenden Konflikten, Einstellungen, die Sie überprüfen möchten, werden Sie den Zugang zu einem Psychoonkologen suchen. Glauben Sie eher, Ihre Krebserkrankung hat mit problematischer Ernährung, mit Rauchen, mit Umweltnoxen oder anderem zu tun, werden Sie sicher zunächst den Lebensstil, die Lebensgewohnheiten oder den Lebensort überprüfen und hier Änderungen vornehmen.

Das heißt, es gibt kein direktes Kriterium, das mich zu einer Psychotherapie führt, sondern eher meine Gefühlslage und mein Denken über Zusammenhänge der Erkrankung?

So kann man es sagen, obwohl Ärzte ihren Patienten Psychoonkologie heutzutage auch dann empfehlen, wenn die Erkrankung sehr viel Angst oder Niedergeschlagenheit bei ihnen erzeugt und sie dementsprechend aufgefangen und unterstützt werden sollen. So beginnt also eine Psychotherapie oft ganz nah an den akut bestehenden Beschwerden.

Wie merke ich denn, dass ich von Psychotherapie profitieren kann?

Sie suchen sich jemanden, den zum Beispiel Ihr Arzt empfiehlt oder der schon anderen Krebserkrankten gut geholfen hat. Dann lernen Sie im Gespräch – Sie haben immer sogenannte Probegespräche – das Gegenüber kennen und merken, wie Sie sich im Behandlungszimmer und nach dem Gespräch fühlen. Der Behandler oder die Behandlerin soll Ihnen fachlich kompetent und menschlich unterstützend erscheinen. Dann ist sie oder er richtig für Sie.

Geht eine solche Psychotherapie bis in die Kindheit zurück?

Zunächst beschäftigen Sie sich sicher mit Ihrem aktuellen Befinden, Ihren Gedanken und Gefühlen zu Ihrer Erkrankung. All das braucht einen Raum, in dem es Ausdruck finden darf. Gefühle, Gedanken, Vermutungen werden respektvoll aufgenommen und zunächst überhaupt nicht bewertet. Sie befinden sich in einem geschützten Raum, und das löst üblicherweise eine große Erleichterung aus. Sie werden merken, wie wichtig ein solcher Raum ist. Späterhin haben Sie vielleicht das Bedürfnis, kritische Zeiten in Ihrem Leben zu besprechen. Sie spüren, wie Ihnen Konflikte Energie rauben. Sie bekommen im Laufe einer solchen Therapie überhaupt ein ganz anderes, sensibleres Empfinden für das, was Ihnen gut tut oder schadet. Das ist schon ein Teil der Selbstreparatur. Vor der Erkrankung haben Sie in der Regel weniger gespürt, gefühlt, beachtet – eben weil Sie wahrscheinlich mehr nach außen als nach innen geschaut haben. Das ist fast regelhaft der Fall.

Gibt es auch Techniken, die ich erlernen kann? Die mir ein Psychoonkologe beibringen kann?

Sie lesen in den Interviews viel vom Wandel der Einstellungen sich selbst und anderen gegenüber. Früher Wichtiges kann nebensächlich werden. Ihre innere Person wird sichtbar. Natur wird anders erlebt. Sie trennen sich von manchen, verbinden sich mit anderen inniger. Sie gehen achtsamer mit sich um.

Der Psychoonkologe begleitet Sie auf diesem Weg, geht neben und hinter Ihnen her. Er gibt Ihnen Sicherheit, weil er viel von diesen Prozessen versteht, das ist wesentlich.

Ich habe schon mal was von Visualisierung gehört. Was ist das?

Sie stellen sich dabei zum Beispiel gedanklich vor, wie Ihre gesunden Anteile die kranken überwinden. Sie gehen meditativ in Ihren Körper und stellen sich vor, was dort passiert. Visualisierung kann man lernen, und sehr viele der erfahrenen Krebspatienten wenden sie an, meist täglich. Visualisierung ist Bestandteil von psychoonkologischer Therapie, und manche Patienten sind in der Reha damit in Berührung gekommen. Das alles nennt sich auch »Gelenkte Imagination«, ist aber immer nur ein Teil psychoonkologischer Psychotherapie.

Ist denn Vorstellungskraft ein Heilmittel?

Natürlich. Die Vorstellung kann aufbauen oder zerstören. Denken Sie nur daran, wie Sie an Ihren Partner denken oder an Ihr Kind, an Gott, Ihre Heimat oder anderes Ihnen wichtiges. Sie haben zu all diesen unterschiedlichen Vorstellungsbildern auch unterschiedliche Körpergefühle. Aus guten Vorstellungen beziehen wir Kraft und Willen. Aus schlechten Vorstellungen entsteht Ohnmacht und Orientierungslosigkeit. Das Gehirn unterscheidet nicht zwischen Vorstellung und tatsächlichem Erleben. Daher kann aus der Vorstellung eine enorme Kraft kommen, aber auch starke Ohnmacht.

In einer Psychotherapie lerne ich innere Risikofaktoren von meinen inneren Schutzfaktoren zu unterscheiden?

Ja, die Risikofaktoren können in Ihnen, Ihren Haltungen und Einstellungen liegen, in einer negativen Meinung sich selbst gegenüber, aber sicher auch in chronischen Konfliktkonstellationen beispielsweise noch zur Ursprungsfamilie, in der Partnerschaft, im Arbeitsfeld. Dabei liegt die Betonung auf chronisch. Auf Situationen, die Ihnen wie Sackgassen erscheinen, wo Sie keine Lösung sehen.

Als Schutzfaktoren gelten heute gesichert mehrere Faktoren. Dazu gehören eine gute Einbettung in ein soziales Netz, die Fähigkeit, sich in ausgewählten Beziehungen Unterstützung zu holen, eine bewusste und sehr persönliche Auffassung vom Leben und von Ihren persönlichen Zielen, die Akzeptanz der eigenen Person in all ihren Facetten und eine entsprechende Ehrlichkeit nach innen.

Es gilt, inneres Risiko zu verringern und inneren Schutz zu stärken. Darüber wissen Psychoonkologen Bescheid.

Okay, jetzt weiß ich schon ein bisschen mehr, worauf ich mich dann eventuell einlasse. Danke, das hat mir geholfen. Ich wusste zu wenig darüber.

Sport

Da spricht mein Arzt von Sport, sogar während der Zeit der Chemo, und ich bin krebskrank – wie soll denn das gehen?

In den letzten Jahren wandelt sich die Betrachtungsweise über das Gesundwerden. War früher Schonung und Ruhe die zentrale Empfehlung, legt man Genesenden bei sehr vielen Erkrankungen heutzutage angemessene Bewegung ans Herz. Diese Empfehlungen basieren auf Studien und finden auch Eingang in die Krebsmedizin.

Was ist denn mit Bewegung und Sport gemeint?

Eine große Langzeitstudie an ca. 15.000 Frauen mit Brustkrebshintergrund zeigte zum Beispiel einen sogenannten signifikanten Überlebensvorteil dann, wenn eine Frau über längere Zeit 3 oder 4 Stunden Sport in der Woche betrieb.

Wahnsinn. 3 oder 4 Stunden? Das schaffe ich nie.

Sie sollen das auch nicht »schaffen«. Sie könnten sich jedoch einen Lebensstil angewöhnen, bei dem häufige Bewegung oder regelrechte sportliche Aktivität zur lieben Gewohnheit werden, zu der sie hindrängen, ohne die Sie nicht sein möchten.

Das kann schnelles Wandern genauso sein wie Golf oder Tennis spielen oder Fahrradfahren?

Ja, wichtig ist, dass die Sportart zu Ihnen und zu Ihrer körperlichen Begabung, Konstitution und persönlichen Neigung passt. Wer kein Ballgefühl hat, sollte die Finger vom Tennis lassen, er kann vielleicht joggen oder regelmäßig schwimmen – und tut das dann auch gern.

Wenn ich nur jemanden hätte, der mitmacht.

Dann macht die Sache einfach mehr Spaß. Man findet Sportfreunde allerdings dann leichter, wenn man Sport treibt. Vielleicht fangen Sie zunächst alleine an und wandern 3–4 mal in der Woche 5–10 km oder machen häufig eine Radtour von 10–20 km. Sie finden schon Gleichgesinnte, aber nur, wenn Sie Freude dabei empfinden und leichte Anstrengung als sinnvoll erleben. Dann macht es auch anderen Spaß, mit Ihnen zusammen Sport zu treiben.

In den Interviews lese ich darüber wenig.

Es ist nicht nach allem gefragt worden. Wir wissen jedoch von einem oft gesteigerten Bedürfnis, sich in der Natur zu bewegen, wenn Menschen Krebserfahrungen hinter sich haben. Sicher ist das schon Teil einer beginnenden Selbstreparatur.

Sollten Sie unter Erschöpfungszuständen leiden, die sich durch Erholung und Ruhe einfach nicht bessern wollen, auch lange Zeit nach Ende der medizinischen Behandlung – wir sprechen dann von dem sogenannten Fatigue-Syndrom – ist sportliche Bewegung das Mittel der Wahl. Meist geht es dann allmählich aufwärts, und Sie fühlen wieder mehr Leben in sich.

87

Die Frage ist für mich nicht Sport ja oder nein, sondern wann bzw. ab wann. Etwa schon während einer Chemotherapie?

In den ersten zwei bis vier Tagen während einer Chemo wird Ihnen nicht danach sein. Sind diese Tage vorbei, warum denn nicht? Die bisherigen Erkenntnisse sprechen für eine gute Verträglichkeit von medizinischer Nachbehandlung (Strahlentherapie, Chemotherapie, antihormoneller Therapie) und angemessener sportlicher Betätigung. Sport und Bewegung wird nach einer Krebserkrankung oft stärker in den gesamten Lebensstil von Betroffenen eingepasst. Die individuellen positiven Einflüsse von Sport auf unsere Alltagsrhythmik sind sicher bedeutsamer als kurzfristige Anstrengungen mit gesteigertem Stoffwechsel und Muskeltraining.

Ihr Wort in Gottes Ohr, na dann los!

Literatur Psychotherapie:

Achterberg J. Rituale der Heilung. München: Goldmann 1996.

Angenendt G, Schulze-Kreilkamp U, Tschuschke V. Praxis der Psychoonkologie. Beratung. Psychoedukation. Stuttgart: Hippokrates 2007.

Hüther G. Die Macht innerer Bilder. Wie Visionen das Gehirn, den Menschen und die Welt verändern. Göttingen: Vandenhoeck und Ruprecht 2006.

Reuter E, Rehse B. Der krebskranke Patient in der Kassenpraxis. Psychotherapeutische Praxis 2004; 4 (3): 111–20.

Simonton OC. Auf dem Wege der Besserung. Hamburg: Rowohlt 2005.

Steinvorth MG. Psychoonkologie in freier Praxis. Bonn: Deutscher Psychologen Verlag 2004.

Tschuschke V. Psychoonkologie. Zur Bedeutung psychischer Prozesse bei Krebserkrankungen. Nervenheilkunde 2008; 9: 823–39.

Literatur Sport:

Deutsche Krebshilfe (Hrsg). Bewegung und Sport bei Krebs. Die blauen Ratgeber 48; 10/2007.

Holmes M et al. Physical Activity and Survival after Breath. Cancer Diagnosis. JAMA 2005; 293 (20): 2479–86.

Landessportbund NRW. Sport in der Krebsnachsorge. Duisburg: Landessportbund NRW 2000.

Tschuschke V (2008). Auswirkungen von Sport auf individuelle Bewältigungsstrategien. Vortrag Dt. Krebskongress Berlin 2008, Literatur beim Verfasser: Prof. Volker Tschuschke, Abtl. Med. Psych., Univ.-Klinik Köln.

Weis J, Bartsch HH. Fatigue bei Tumorpatienten. Basel, Freiburg: Karger 2000.

Sabine L., 46 Jahre
verheiratet, 2 Kinder, Bürokauffrau,
jetzt Hausfrau
Erstdiagnose mit 41 Jahren: Hypophysenadenom

Wann sind Sie erstmalig mit der Krankheit in Berührung gekommen? Wie hat sich die Erkrankung bemerkbar gemacht?

Ich weiß noch, wie es losging. Ich konnte auf einem Auge irgendwie nicht mehr richtig sehen. Ich ging zum Augenarzt, der hat mich gleich in die Klinik überwiesen. Nach einer Kernspinuntersuchung war klar, ich hatte einen Tumor. Als der Oberarzt das sagte, war das ganz furchtbar. Er war sehr direkt. Ich war allein auf weiter Flur, habe erst einmal eine Stunde geheult. Abends habe ich mit meiner Mutter telefoniert, dann mit meinem Mann. Die ganze Nacht nicht geschlafen. Nach ein paar Tagen wurde ich operiert, vorher kam der Oberarzt und klärte mich auf, was alles passieren könnte – das weiß ich noch wie heute: Erblinden könne ich, Lähmungen könnten zurückbleiben, ich könne meinen Geschmacks- und Geruchssinn verlieren. Aber was sollte ich machen?

Am Operationstag, morgens um 6.30 h, kam ich als erste dran. Als ich wach wurde, habe ich erst einmal probiert, ob ich mich noch bewegen konnte. Es funktionierte und ich war total erleichtert. Der ganze Tag hat sich komplett fest in meinem Gedächtnis eingebrannt. Ich konnte nichts mehr sehen auf dem rechten Auge, war völlig angewiesen auf das linke Auge, aber auch das war eingeschränkt. Es war, wie wenn ich durch einen Schlitz gucke. Nach 2–3 Tagen ging das allmählich besser.

Ich weiß noch, wie ich nach dem Aufwachen einen Kaffee bekam und ihn riechen und schmecken konnte und wie glücklich ich war, dass das gelang.

Nach zwei Wochen Klinik kam ich in eine endokrinologische Abteilung in der Nähe meines Heimatortes. Ich hatte ja ein Hypophysenadenom gehabt, so groß wie ein Zuckerwürfel, 2 x 2 cm. Die ganze Hypophyse war zerstört, war gar nicht mehr da, und die Hypophyse hat ja viele Aufgaben im Körper, die müssen jetzt durch Medikamente künstlich aufrechterhalten werden, und das ein Leben lang. Wegen dieser Tabletteneinstellung kam ich dann in diese endokrinologische Abteilung. Ich wurde dort eingestellt, später kam ich in eine Reha.

Das ist jetzt 5 Jahre her, wie waren die Nachuntersuchungen? Mit welchem Ergebnis und wie haben Sie das erlebt?

Alle halben Jahre hatte ich eine Nachuntersuchung, alle Vierteljahre musste ich zum Augenarzt. Die Angst, auf dem anderen Auge auch zu erblinden, war anfangs übermächtig. Ich hatte mit meinem Mann besprochen, dass wir von unserem Dörfchen, in dem wir leben, in die nächst größere Stadt umziehen, damit ich mich für diesen Fall irgendwie mehr im Leben befinde und nicht einsam und blind auf einem Dorf sitze. Die erste Nachuntersuchung war jedoch gut, die zweite nach einem Jahr auch. Drei Jahre später, Februar 2007, wurde festgestellt, dass der Tumorrest irgendwie wieder gewachsen war. Ich bekam totale Angst, Panik, dass erneut ein Tumor wachsen würde und mir jetzt auch das intakte Augenlicht noch nähme. Ich war fest entschlossen, mich sofort erneut operieren zu lassen, bevor so etwas eintritt.

Es kam dann jedoch heraus, dass das Wachstum sehr gering und eine Operation nicht erforderlich war. Es wurde zunächst einmal abgewartet, ein halbes Jahr später hatte sich dieser Prozess stabilisiert, das Wachstum war sogar etwas zurückgegangen, wie ein Wunder.

Was ist zurückgeblieben?

Ja, es sind Einschränkungen und Behinderungen zurückgeblieben. Ich bin weiß Gott nicht mehr die Gleiche wie vorher. Ich bin häufig erschöpft, anfangs konnte ich keine 100 m gehen. Jetzt kann ich eine dreiviertel Stunde gehen, aber ich muss immer meine Limits beachten. Ich muss meinen Alltag genau organisieren. Lärm ist etwas Fürchterliches. Ich kann Lärm nicht aushalten, dann kriege ich sofort Kopfschmerzen, also muss ich überlegen, wo gehe ich hin, welche Leute sind da, wie reden die, wo sitzen wir? Wenn ich in ein Restaurant gehe, überlege ich mir das vorher ganz genau. Ich gehe zweimal die Woche schwimmen. Auch hier muss ich überlegen, wie lange ich schwimme. In den letzten Monaten habe ich versucht, wieder am Computer zu arbeiten. Da habe ich manchmal das Heulen gekriegt, weil ich mich nicht länger konzentrieren kann bzw. dann Kopfschmerzen bekomme. Ich habe mir jetzt einen kleinen Vogel auf den Computer gestellt und einen Wecker daneben und habe gelernt, nach 30 Minuten einfach abzuschalten. Das klappt jetzt. Ich gehe nicht mehr über meine Begrenzungen hinaus. Vielleicht ist das meine Lernaufgabe im Leben. Früher – vor der Krankheit – habe ich mich regelrecht ausgebeutet.

Wie reagiert die Familie auf diese Behinderungen? Hat sich Ihre Ehe verändert?

Das müssen die alle erst mal lernen, und das haben sie gelernt, insbesondere die Kinder. Die waren ja damals noch klein, jetzt sind sie 18 und 21, aber sie vergessen oft, dass die Mutter eingeschränkt ist. Es ist ja schon so lange her. Mein Mann ist total glücklich, dass ich zu Hause bin. Interessanterweise ist er so glücklich, obwohl er eine durch Behinderung eingeschränkte Frau hat, aber er war damals unglücklich, als ich noch wie eine Berserkerin gearbeitet habe. Er sagt mit das häufig.

Worauf führen Sie die Krankheit im Nachhinein eigentlich zurück? In welchen Zusammenhängen erscheint Sie Ihnen?

Ich war beruflich total engagiert. Ich hatte zwei noch kleine Kinder und arbeitete als Mädchen für alles in einer Tiefbaufirma. Ich habe zwar nur halbtags gearbeitet, aber die Arbeit mit nach Hause genommen. Dann war ich im dörflichen Leben eingespannt. Ich habe alles organisiert. Ich habe immer Ja gesagt, ob es um einen Geburtstag einer Nachbarin ging, um eine Verlosung, um ein Pfarrfest, um eine Prozession, ich habe zu allem Ja gesagt. Ich weiß noch, wie ich zu irgendeiner Tombola Sponsoren gesucht habe, das waren schließlich hundert. Das alles neben meiner Arbeit und neben meiner Hausarbeit. Ich war ein braves Mädchen und habe immer gedacht, so musst du sein, dann bist du in Ordnung, und ich habe immer nur Ja gesagt.

Drei Monate vor der Erkrankung bin ich zusammengeklappt. Da war ich total am Zittern, das Herz schlug mir zum Hals, mein Mann hat den Notarzt geholt. Ich kam ins Krankenhaus. Dort konnte man nichts finden, was beschädigt war. Mein Herz war in Ordnung, aber ich dachte, ich hätte einen Herzinfarkt bekommen, und der Arzt nahm mich zur Seite und sagte: »Frau L., Sie sind total überfordert. Hören Sie auf damit. Ändern Sie ihr Leben«. Wenn ich mir das heute überlege, dann bin ich dieser Krankheit in gewisser Weise dankbar. Ich bin damals gar nicht zur Ruhe gekommen, war völlig überdreht. Wenn ich diese Krankheit nicht bekommen hätte, wäre ich vielleicht gar nicht mehr am Leben, hätte einen Schlaganfall, wäre halbseitig gelähmt oder wie gesagt tot. Also, die Krankheit, so denke ich manchmal, war ein Wink, und mein Mann sagt mir das auch immer wieder: »Nimm es so, und ich bin so glücklich, dass du zu Hause bist«. Er sagt mir das mindestens einmal in der Woche, aber nicht mir zuliebe, sondern weil er tatsächlich so fühlt.

Was hat sich alles verändert? Können Sie etwas zum Wandel nach der Krankheit sagen?

Alles hat sich geändert. Ich sag auf jeden Fall nicht mehr zu allem Ja. Ich habe gelernt, Nein zu sagen. Man muss das lernen, ich habe das gelernt.

Meine Beziehungen haben sich geändert. Ich weiß heute, welche Leute mir gut tun und welcher Umgang schlecht für mich ist. Durch eine Krankheit und die Reaktion der Leute auf die Krankheit lernt man ernorm. Viele Leute sind neugierig, oberflächlich, wollen nur etwas wissen; andere setzen sich wirklich für mich ein. Diese Unterscheidung habe ich durch die Krankheit gelernt. Das alles ist möglich geworden. Ich bin nicht mehr gleich gut zu jedem und zu allen, ich mache Unterschiede und ich habe gelernt, Abstand zu halten. Manchmal blocke ich ein Gespräch einfach ab, das habe ich mich früher nie getraut, aber ich muss mich schützen, schützen vor der Neugier und der Oberflächlichkeit, die mich irgendwie in Zwang bringt. Anfangs hatte ich ein schlechtes Gewissen, »man macht das nicht«, das habe ich abgelegt.

Ich habe früher andere beobachtet, heute beobachte ich mich. Ich habe früher auf andere geachtet, heute achte ich auf mich. Ganz wichtig ist dabei die Zeit, dass ich überhaupt die Zeit dafür habe. Ich hatte früher überhaupt keine Zeit. Ein ganz großer Gewinn ist die Zeit. Ein anderer großer Gewinn ist das Verhältnis zu meinem Mann. Es ist viel intensiver geworden. Ich glaube, er hat auch jetzt mehr von mir. Ich war früher hektisch und mehr für andere außerhalb der Familie da als für ihn oder für die Familie oder gar für mich. Jetzt habe ich eine ganz andere innere Ruhe trotz der sozialen Einschränkungen, die ich habe und unter denen ich manchmal leide.

So ist es auch mit der Arbeit. Manchmal denke ich, ich möchte noch mal arbeiten. Ich habe die Wünsche nach einem sozialen Umfeld, nach einem Umgang mit Menschen bei der Arbeit und durch die Arbeit, aber das kann ich nicht mehr. Ich kann heute nur noch stückweise arbeiten. Immer in kleinen Portionen.

Als Persönlichkeit bin ich eindeutig stärker geworden. Ich lasse mich nicht mehr so beeinflussen; was mich steuert, kommt aus dem Inneren und nicht mehr aus dem Äußeren.

Macht Ihnen die Krankheit keine Angst?

Die Angst vor dem Tod habe ich nach wie vor. Ich habe Angst, dass die Krankheit wiederkommt und dass ich auf dem anderen Auge erblinde. Diese Angst packt mich manchmal, dann muss ich heulen, und dann muss ich mich wieder irgendwie beruhigen. Aber ich bin auch dankbar, dass ich jetzt im fünften Jahr recht gesund bin, dass ich überhaupt lebe, ich hätte ja auch sterben können.

Wie beurteilen Sie Ihre gesundheitliche Lage?

Eigentlich ganz stabil. Ich bin medizinisch gut eingestellt. Ich bin froh, dass ich das, was ich jetzt kann, überhaupt kann. Ich habe gelernt, mit Hilfsmitteln und Tricks zu arbeiten, mir alles gut zu organisieren. Mit diesen Einschränkungen muss ich leben, aber ich kann ganz gut damit leben. Ich habe es gelernt. Man kann vieles lernen.

Worauf führen Sie Ihre aktuelle gesundheitliche Lage denn am ehesten zurück, was hat Ihnen am meisten geholfen?

Ganz sicherlich hat mir die Psychotherapie geholfen. Ich wäre in Verzweiflung gesunken. Ich konnte ja anfangs nichts mehr von dem, was ich vorher konnte, und ich habe mein Leben immer auf dem aufgebaut, was ich konnte. Wenn ich etwas konnte, war ich wer, wenn ich nichts konnte, war ich nichts. Jetzt konnte ich auf einmal nichts mehr, und durch den Therapeuten, den ich regelmäßig aufgesucht habe, habe ich gelernt, die Dinge zu sehen, die ich jetzt allmählich wieder konnte. Ich habe gelernt, in kleinen Schritten bestimmte Dinge zu bewältigen. wieder ins Restaurant zu gehen. Mir alles genau auszusuchen und es dann zu probieren. Wenn es klappte, war ich froh. Ich bin letztens zur Weihnachtsmesse gegangen. Natürlich gucke ich, dass ich einen Platz kriege, der außen liegt, dass ich herauskomme, aber ich bin glücklich, dass ich das kann. Ich kann so vieles wieder und eben in kleinen Schritten, das alles habe ich gelernt und dafür braucht man einen Helfer, sonst versinkt man in Verzweiflung, besonders deswegen, weil ich vorher immer auf die Dinge geschaut habe, die ich konnte.

Das Schwerste dabei ist zu akzeptieren, dass eine Behinderung vorliegt, das ist ganz schwer. Wenn man das einmal akzeptiert hat, kann man irgendwie die Fortschritte sehen. Zum Beispiel bei dem Stadtfest in O., da bin ich immer gerne hingegangen. Das kann ich einfach nicht mehr wegen des

Lärms, und da haben mein Mann und ich überlegt, dann gehen wir einfach essen. Dann sind wir in ein Restaurant nach S. gegangen, und es war ein schöner Nachmittag. Ich muss lernen, in Alternativen zu denken, das habe ich allmählich gelernt. Und immer ausprobieren. Wir schauen mal, was geht.

Die Wahl des guten Arztes

Habe ich denn überhaupt eine Wahl?

Das lernen Sie schnell. Kaum ist das Wort Krebs gefallen, versammeln sich Ratgeber um Ihr Bett. Sie empfehlen Spezialisten, haben etwas gehört, haben etwas gelesen, im Internet gefunden.

Das hört sich schlimm und wenig hilfreich an.

Versetzen Sie sich in Ihre Besucher. Sie wollen Ihnen helfen, aber wissen nicht wie. Manche sind von der Diagnose stärker betroffen als Sie selbst. Mit dem »Spezialisten- und Behandlungsatlas« arbeiten sie ihre Hilflosigkeit ab. Natürlich wollen Sie Ihnen auch Hoffnung machen.

Dann gehen die Besucher wieder, und ich stehe mit der Frage alleine dar, wo ich die beste Behandlung bekomme?

Bleiben Sie zunächst einmal da, wo Sie sind. Ihr Hausarzt wird Sie in ein Zentrum überwiesen haben. Diese sogenannten »Organzentren« gibt es mittlerweile in ganz Deutschland. Für unterschiedliche Krebsarten.

Sind das denn Uni-Kliniken?

Nein, das muss nicht, kann aber sein. »Organzentren« sind zertifizierte Abteilungen an Krankenhäusern, an ihnen arbeiten Ärzte verschiedener Fachdisziplinen und andere Behandler in enger Kooperation miteinander. Sie sind normalerweise auf dem neuesten Stand der Wissenschaft. Eine regelmäßige und zur Zertifizierung notwendige Fortbildung und Studienteilnahme der Behandler ist Bedingung. Die Diagnostik und Behandlungswege folgen ganz bestimmten Leitlinien, denen sich alle Organzentren verpflichtet haben, sie sind an allen Organzentren im Grunde genommen gleich.

Soweit verstehe ich das, aber wie finde ich denn hier meinen Arzt?

Es gibt ein paar Merkmale, an denen Sie sich orientieren können: Derjenige, der Sie nicht sofort mit allen möglichen Behandlungsvorschlägen überschüttet, sondern Ihnen Raum gibt, Ihre Gedanken auszusprechen und ihre Gefühle zu zeigen, ist schon einmal der Richtigere. Sie sollten ihm Fragen stellen können.

Manchmal bin ich ganz leer im Kopf. Wer weiß denn überhaupt, was er fragen will und wonach?

Sie haben sehr viele Fragen, können aber bei einem Gespräch oft völlig blockiert sein. Gewöhnlich stellen sich Fragen allmählich ein – meist zur medizinischen Nachbehandlung und zu Wirkung und Nebenwirkung dieser Nachbehandlung. Warten Sie ab, wann Ihr Bedürfnis, zu fragen, kommt. Und achten Sie darauf, ob der Arzt zum Nachfragen ermutigt.

Ja, das verstehe ich, aber schenken mir die Ärzte reinen Wein ein? Sagen sie mir die Wahrheit?

Dass der Arzt Ihnen etwas verschweigt, kam zuweilen früher vor, heute ist oft das Gegenteil der Fall. Es besteht dem Patienten gegenüber Aufklärungspflicht. Sie unterschreiben übrigens als Patient am Ende eines solchen Gespräches, über die Krankheit, den möglichen Verlauf und die Behandlungsmöglichkeiten aufgeklärt worden zu sein. Das kann auch nach und nach erfolgen. Sie sind nicht immer offen für alle Informationen, stehen vielleicht noch unter dem Schock der Diagnosemitteilung. Das Gegenüber fühlt sich gewöhnlich in ihre Form der Bewältigung ein.

Jetzt bin ich aber erst ein bisschen weiter. Woran kann ich meinen Arzt noch erkennen?

Macht der Arzt Ihnen Druck, Zeitdruck vor allem, oder lässt er Ihnen Zeit zu überlegen, um sich mit Familie und Hausarzt zu beraten, ggf. auch eine Zweitmeinung bei einem Fachkollegen einzuholen?

Sie meinen, das macht einen guten Arzt aus?

Das ist sicher ein weiteres Merkmal. Aber wesentlich ist noch: Bleibt der Arzt vorsichtig im Umgang mit Ihnen, respektvoll Ihren persönlichen Sichtweisen und Fragen gegenüber?

Na ja, die Erfahrung habe ich wohl gemacht, aber auch eine ganz andere.

Gute Ärzte lassen ihren Patienten Raum. Sie wissen, dass Medizin helfen kann, aber abzuwarten ist, wie Sie auf diese Behandlung reagieren, wie sich Ihre Krankheit verhält. Krebs ist nicht einfach berechenbar. Es bleibt leider eine Portion Unsicherheit. Der Arzt ist gut, wenn er diese Haltung erkennbar werden lässt, aber Ihnen doch erfahren genug erscheint und sein Handwerk versteht.

Das bringt mich aber ganz schön ins Straucheln. Ich bräuchte doch eigentlich jemanden, der das Heft fest in die Hand nimmt und mir Hoffnung macht.

Sie spüren die Kompetenz des Arztes schon – vielleicht gerade dann, wenn er nicht alle Zweifel sofort beseitigt. Wir wissen alle, dass auch die beste Behandlung nicht eine lebenslange Garantie gegen Krebs bietet.

Ich habe so einen Arzt zwar im Krankenhaus kurz kennen gelernt, bin aber dann von anderen behandelt worden.

Bestehen Sie auf einem ordentlichen Entlassgespräch, wenn Sie in der Klinik sind. Dieses Gespräch führt in der Regel ein Chef- oder Oberarzt, nicht der jüngere Assistent. Sie können Ihren Partner dazu mitbringen und sich Fragen vorher aufschreiben, können alles später mit Ihrem Hausarzt noch einmal durchsprechen.

Und sich dann entscheiden?

Ja, es geht dabei meist um die medizinischen Nachbehandlungen: Chemotherapie, Bestrahlung, Antihormontherapie, Antikörpertherapie. Was ist das, wie lange dauert das, wie wirkt das und vor allen Dingen mit welchen Nebenwirkungen ist zu rechnen?

Sie haben viel Zeit, sich Rat zu holen und nachzudenken. Am Ende dieses Prozesses sollten Sie sich für Ihren Arzt und mit ihm gemeinsam zu einer Behandlung entschließen. Innerlich Ja zu sagen zu dem, was Ihr Arzt Ihnen rät, wirkt sich günstig auf eventuelle Nebenwirkungen aus, wahrscheinlich auch positiv auf die beabsichtigten Wirkungen.

Das Wort »Vertrauen« ist ja noch gar nicht gefallen.

Vielleicht ist das Wort »Vertrauen zum Arzt« in der aktuellen Medizinlandschaft etwas aus der Mode gekommen. Sie hören und lesen als Krebspatient viel von gemeinsamer Entscheidungsfindung (»shared decision making«), vom partnerschaftlichen Verhältnis zwischen dem »kompetenten« Patienten und seinem Arzt. Achten Sie darauf, sich nicht zu überfordern. Es gehört auch zur Patientenkompetenz, Verantwortung abzugeben und sich im Vertrauen von zuviel Eigenverantwortung zu erleichtern.

Wenn Sie die Leitlinien Ihres persönlichen Lebens während der Behandlung in Ihrer Verantwortung behalten, können Sie die leitlinienorientierte Behandlung Ihres Arztes gewöhnlich besser annehmen.

Sie meinen, ich kann so mit meinem Arzt die Zuständigkeiten aufteilen?

Ja, denn Behandlungen greifen stets ins Leben und in den Alltagsrhythmus ein. Es gilt die Vorrangigkeiten zu verhandeln. Wann ist was wichtig oder wichtiger? Beispielsweise der Beginn einer Strahlentherapie oder der gemeinsame Kurzurlaub mit dem Partner, und dementsprechend das Verschieben der einen oder anderen Sache.

In Grenzen ja. Genau das macht einen guten Arzt aus. Er hält eine bestimmte Behandlung für erforderlich, hat aber Respekt vor Ihren persönlichen Wichtigkeiten. Er weiß, dass beides, eine wirksame Behandlung und die Stärkung Ihrer persönlichen Lebensqualität, beim Gesundwerden helfen.

Literatur:

Bartsch HH, Weis J (Hrsg). Gemeinsame Entscheidungsfindung in der Krebstherapie. Basel, Freiburg: Karger 2004.

Bergner T. Wie geht`s uns denn? Ärztliche Kommunikation optimieren. Stuttgart: Schattauer 2009.

Goldmann-Posch U, Martin RR. Über-Lebensbuch Brustkrebs. Die Anleitung zur aktiven Patientin. 4. Aufl. Stuttgart: Schattauer 2009.

Schweickhardt A, Fritsche K. Kursbuch ärztliche Kommunikation. Köln: Deutscher Ärzteverlag 2007.

Christina D., 46 Jahre
verheiratet, 1 Kind, kfm. Angestellte,
jetzt Hausfrau
Erstdiagnose mit 42 Jahren: Eierstockkrebs

Wann sind Sie mit der Krankheit in Berührung gekommen? Können Sie sich an die Umstände noch erinnern?

Ich war zur normalen Vorsorge beim Frauenarzt, es war irgendetwas von Flüssigkeit im Unterleib festgestellt worden. Es kam dann zur OP, und am nächsten Tag rief der Arzt mit den Worten an, ich habe keine gute Nachricht für sie. Die Diagnose lautet Eierstockkrebs.

Ich weiß noch, wie mir schwarz vor Augen wurde und ich total leer war. Ich dachte nur noch an Tod und wie lange dauert das noch?

Der Arzt bot mir dann ein paar Tage später ein Gespräch mit meinem Mann gemeinsam an: Der Krebs sei sehr früh erkannt worden – das hat er sehr häufig gesagt –, und er empfahl eine Totaloperation.

Es kam dann zu der Operation, die ich ganz gut überstand, und als Nachbehandlung hatte ich 6 Zyklen Chemotherapie. Es war für mich total klar, dass ich das mache. Im späteren Erleben war das natürlich nicht so leicht. Ich wusste zunächst nicht genau, was auf mich zukommt. Man hört ja soviel von Nebenwirkungen, dass dann Haare ausfielen, man kaputt sei usw. Die anfänglichen Chemotherapien waren dann wider Erwarten gar nicht so schlimm, ich war aber sehr müde und musste mich häufig hinlegen. Die vorletzte Chemo war verheerend. Ich hatte das Gefühl, das schaffe ich nicht noch einmal. War ich zu Hause, musste ich mich sofort hinlegen, ich war total kaputt. Der Haarverlust war schlimm. Ich weiß noch, an einem Sonntagmorgen unter der Dusche, mein Mann und meine Tochter waren in der Kirche, da merkte ich, wie die Haare begannen auszufallen. Ich habe total geweint. Mein Mann kam dann und hat mich getröstet.

Später bin ich mit meiner Tochter zu einem Friseur gefahren und habe eine Perücke geholt. Dann ging es mir besser.

Das ist ja nun zwei Jahre her, wie ging es Ihnen später, wie sind die Nachuntersuchungen für Sie gewesen?

Anfangs hatte ich sie alle drei Monate, später in größeren Abständen. Bis heute ist alles okay. Eine Woche vorher habe ich natürlich Angst, bin sehr aufgeregt, aber danach sehr erleichtert.

Womit bringen Sie heute Ihre Erkrankung in Verbindung? Wo sehen Sie die Ursachen und die Zusammenhänge?

Ja, ich bringe das irgendwie in Verbindung mit dem Kinderwunsch, den ich immer hatte. Wir haben ein Kind und wollten lange Jahre ein zweites. Es klappte aber nicht. Wir haben dann alle Untersuchungen machen lassen. Mein Mann, ich. Ich hatte öfters Entzündungen im Unterleib. Irgendwie glaube ich, ist das davon gekommen. Vielleicht gab es Bakterien wegen der vielen Untersuchungen, die sich dann durch die Gebärmutter in die Eierstöcke hineinmanövriert haben.

Wandel und Veränderung durch die Erkrankung. Viele berichten davon, die Krankheitserfahrung habe tiefe Eindrücke hinterlassen. Können Sie etwas dazu sagen?

Meine Beziehungen haben sich stark geändert: Ich habe ganz andere Beziehungen. Ich habe die Erfahrung gemacht, man kann sich auf die, die man vorher für seine Freunde gehalten hat, nicht unbedingt verlassen, manche hatten Hemmungen, mit mir zu sprechen, als die Krebsdiagnose da war. Als wenn sie Angst hätten, sich irgendwie zu infizieren. Da war doch schon so manche Enttäuschung da und die Erfahrung, dass wenn einer in Not ist, sich dann weiß Gott nicht der beste Freund oder die beste Freundin für einen einsetzt.

Andererseits habe ich ganz andere Erfahrungen gemacht, wunderbare Erfahrungen. Menschen, die ich vorher gar nicht so ins Auge gefasst habe, die mir dann geholfen haben. Eine Frau zum Beispiel, die ich jetzt meine Freundin nenne, die eine ganz innige Beziehung zu mir entwickelt hat, hat mich im Krankenhaus besucht. Sie hatte keine Angst. Oder meine Schwester. Das Verhältnis zu ihr hat sich völlig gewandelt. Ich konnte mich hundertprozentig auf sie verlassen und wir beide sind uns echt näher gekommen, die Beziehung ist innig geworden und hat viel mehr Vertrauen, das war vorher nicht so. Obwohl sie vier Kinder hat, war sie ständig für mich da.

Und die Wichtigkeit und Werte, Ihre Einstellungen?

Meine Einstellungen haben sich verändert: Was mir früher wichtig war, ist mir heute eher nicht mehr wichtig. So zum Beispiel Sauberkeit oder Ordnung im Haus. Oft habe ich geputzt und kam nicht zu mir, weil es mir nicht sauber genug sein konnte. Heute merke ich, ich habe andere Bedürfnisse. Die Ordnung im Haus kann warten, wenn etwas anderes näher liegt. Ich gehe viel mehr raus als früher, habe Kontakte, treibe Sport. Ich habe viel mehr Kontakt zu anderen Menschen und lege großen Wert auf Bewegung und Erfahrungen außer Haus.

Überhaupt habe ich mich verändert. War ich früher eher zurückhaltend und sagte nicht viel, so bin ich heute offener, sage was ich denke und bin überhaupt freundlicher den Mitmenschen gegenüber.

Wichtig ist mir noch zu sagen, wie sich auch die Beziehungen innerhalb der Familie geändert haben: Ich hatte früher immer das Gefühl, ich müsste unsere einzige Tochter ständig behüten. Während der Chemo konnte ich nicht so wie ich wollte, dadurch ist sie selbstständiger geworden. Diese Selbstständigkeit ist dann weitergegangen. Natürlich ist sie älter geworden, aber ich habe mich auch verändert. Ich bin heute nicht mehr so sehr die Mutter, die ich früher war. Dafür bin ich mehr die Frau meines Mannes. Wir sind als Paar stärker zusammengekommen. Das ist viel intensiver geworden. Ich weiß, mein Mann ist für mich da, ich kann mich auf ihn verlassen.

Wie war das mit Ihrer Angst. Ist die heute noch da oder sind Sie irgendwie mutiger geworden?

Die Krankheit macht einen stärker und mutiger. Früher ließ ich alles mit mir machen. Heute frage ich, warum meinst du dies, warum meinst du jenes. Ich bin freier und offener geworden. Die Angst, nicht dem zu entsprechen, was die Leute meinen, ist eindeutig kleiner geworden.

Und Ihre Beziehung zu Gott?

Ja, da hatte ich so eine Phase. Am Anfang war nur die Frage, »Warum ich, wie konnte Er so was zulassen?«. Ich war so leer, ich konnte nicht mehr beten. Das hat sich mittlerweile geändert. Ich kann beten und kann zur Kirche gehen. Ich kann erleben, dass die Religion, dass Gott mir Trost gibt.

Wie beurteilen Sie ihre jetzige gesundheitliche Lage?

Mir geht es gut, ich fühle mich gut. Sicher, ich habe schon mal so einen Durchhänger, aber ich ziehe mich nicht mehr so zurück und grübele dann nicht mehr, so wie ich das früher gemacht habe. Ich gehe dann raus und lenke mich ab, dann geht es vorbei. Überhaupt wird alles wieder normaler. Vorher habe ich gedacht, es wird keinen Tag mehr geben, an dem ich nicht an diese Krankheit denke. Das ist nicht mehr der Fall.

Ich tue jetzt natürlich auch mehr für meine Gesundheit. Zum Beispiel mache ich viel Sport, ich habe dadurch neue Leute kennen gelernt und habe mich selbst als sportlich erlebt. Wenn ich mich so richtig angestrengt habe, dann fühle ich mich nachher pudelwohl.

Was hat Ihnen beim Gesundwerden denn am meisten geholfen?

Meine Familie. Trost und Unterstützung durch meine Schwester oder auch durch meine Mutter oder meinen Mann. Zum Beispiel weiß ich noch, irgendwann war ich am Suppe kochen und konnte einfach nicht mehr stehen. Da kam meine Mutter und hat weitergekocht. Ich habe das Gefühl, ich war nicht allein. Überhaupt ist mein Gefühl für Beziehungen stärker geworden. Ich hatte früher zwar auch Beziehungen und war ganz sicherlich nicht allein, aber ich habe das nicht so fühlen können wie heutzutage. In einer Beziehung aufgehoben sein, sich geborgen fühlen und das Gefühl von Sicherheit zu haben, indem man weiß, da gibt es Menschen, die helfen dir schon. Aber auch Veränderungen in mir selbst, die ich registriere, haben mir geholfen. Ich gehe einfach mehr nach draußen, ich ziehe mich nicht mehr zurück und grübele zurückgezogen vor mich hin. Es war schrecklich. Immer dieses ich, ich, ich. Alles drehte sich um mich. Angst, es könnte etwas mit mir sein. Unsicherheit, ich könnte es nicht schaffen. Das war alles vor der Krankheit.

Jetzt gehe ich aus dem Ich heraus ins Du. Ich mache Erfahrungen. Ich bringe mich in Beziehungen stärker ein. Ich bin offener geworden.

Das merken wohl auch andere. Da gibt es noch eine schöne Sache, die ich erzählen will: Ich bekam vor einigen Wochen einen Anruf der Caritas. Da wurde eine Mutter gesucht, die mit einem schwierigen Kind aus dem Dorf Schularbeiten macht. Ich habe gedacht, ich probiere das mal. Anfangs hatte ich Bedenken, meine alten Bedenken. Kriegst du das hin? Lehnt dich das Kind nicht ab? Schaffst du das überhaupt? Ich habe das dann aber einfach gemacht. Ich habe mich auch mutig gefühlt. Ich habe mich gefreut über den Anruf, über die Aufgabe, und das Kind kommt gerne zu mir und ich kann ihm richtig helfen. Ich spüre, dass mir das gut tut, diesem Kind zu helfen.

103

Wandel und Veränderung

Ich merke, wie sich mein Innerstes verändert in der Zeit nach der Diagnose – stelle manchmal alles Mögliche in Frage. Manchmal wird mir dabei ganz komisch zumute. Richtig unheimlich. Was ist mit mir?

Krebskranke berichten fast durchgängig davon. Es kommt ihnen vor, als sende die Krankheit Signale, nach oben sozusagen, ins Bewusstsein, das bisherige Leben kritisch durchzusehen, Störquellen zu suchen und Umstellungen für die Zukunft vorzunehmen.

Das ist nichts Geheimnisvolles oder Esoterisches. Es handelt sich um eine ganz normale Krisenreaktion. Das ist nicht an Krankheit oder gar an Krebskrankheit gebunden. Krise ist Schock und Stopp des Bisherigen. Dann setzt diese Nachdenklichkeit ein. Wir sehen das als beginnende Selbst-Reparatur.

Also ein gutes Geschehen, etwas, was beim Gesundwerden hilft?

Unbedingt. Öffnen Sie sich innerlich diesen Gefühlen des Wandels und der Veränderung.

Welche Bereiche werden denn gewöhnlich überprüft? Wenn ich mich wieder erkenne in den Berichten anderer, bin ich beruhigter.

Die Familie rückt gewöhnlich enger zusammen. Erkennbar wird der Wert der Liebe und der Solidarität, z.B. auf der Paar-Ebene, zu den Kindern oder unter erwachsenen Geschwistern.

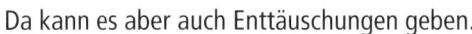

Da kann es aber auch Enttäuschungen geben.

Ent-Täuschungen lassen uns klarer werden. Der Prozess des Erkennens kann auch schmerzhaft sein. Der Ist-Zustand wird verglichen mit dem, wie es sein sollte. Viele Betroffene berichten, dass sich manche Beziehungen gelöst hätten, andere seien inniger geworden.

Ja, genau das merke ich. Oberflächliche Beziehungen und Menschen rücken weiter weg. Wichtige, ehrliche, nützliche rücken näher heran.

Krankheit, gerade Krebs, kann hier wie ein Katalysator wirken. Es trennt sich die Spreu vom Weizen. Das, was sich im Bewussten wie eine moralische Bewertung unserer Mitmenschen anfühlt, ist aber vermutlich eher ein biologischer Vorgang. Wir lernen Nützliches von Schädlichem besser zu unterscheiden, das eben auch auf der Ebene unserer Beziehungen. Diese Unterscheidung hilft beim Gesundwerden. Es trennen sich stressende Beziehungserfahrungen von erbaulichen.

Meine Meinung zu Arbeit und Job ändert sich auch.

Auch hier setzt die »Zentrale Prüfungsstelle« an. Tust du das, was du tust, gerne? Ist dir das wichtig? Ist es deine Aufgabe, deine Pflicht? Oder tust du das nur, weil du den Erwartungen anderer entsprechen willst, weil die Rolle dich dazu zwingt?

Nach der Diagnose habe ich z.B. spontan beschlossen, meine Arbeit aufzugeben. Bei späterem Nachdenken kann ich das gar nicht, will das eigentlich auch nicht. Es ist schwierig.

Sie merken darin den Prozess. Es handelt sich um Durchsicht und Klärung des Bisherigen. Das Innere stellt Fragen: Ist das sinnvoll, was du tust? Ist das deine Sache oder dir fremd? Passt die Arbeit zu dir? Der Job in der Familie, die Rolle in meinem Gesellschaftskreis?

Kommt es häufig vor, dass Krebsbetroffene ihre Arbeit einfach hinschmeißen?

Hinschmeißen nicht, aber oft kommt es zu monatelangen beruflichen Freistellungen durch die Krankheit. Da verändert sich in längeren Zeiten auch manchmal die Arbeitswelt, aber es gilt: Kommt der Mensch in seine alte Arbeit zurück, erlebt er sie anders und erledigt sie anders als bisher. Mehr nach dem eigenen Rhythmus. Da ändert sich schon etwas.

Was meinen Sie mit Rhythmus?

Es war der sehr bekannte Psychoonkologe Lawrence LeShan, der die Aufmerksamkeit auf die Störungen des persönlichen Lebensrhythmus legte, die den Krebserkrankungen oft vorausgehen. Diese Rhythmusstörungen erfordern die Anpassungsleistung des Organismus an wesentlich veränderte Abläufe im Alltag. Manches verläuft still, und wir merken den Stress dieser Anpassung an schwierige Rhythmen oft gar nicht.

Hört sich kompliziert an.

Deutlich wird uns das vielleicht bei Reisen, beispielsweise bei einer Gruppenreise. Wir treffen hier oft Bedingungen an, die eine Anpassung notwendig machen. Die Anpassung unseres Alltags-Rhythmus an den der organisierten Gruppe, und das für kurze Zeit. Dies ist nur ein Beispiel, das eine Rhythmusveränderung, Rhythmusstörung verdeutlichen soll. Wenn so etwas lange Zeit anhält, kann es schwierig werden. Auch andere wesentliche Rhythmusänderungen sind zu beachten. Pensionierung hat einen gewaltigen Rhythmuswechsel zur Folge. Oder die Umstellung auf Schichtdienst. Aber auch die Anpassung des eigenen Rhythmus an den Rhythmus eines anderen bei einem Wechsel des Beziehungspartners.

Das darf nicht falsch verstanden werden: Anpassung an Rhythmus und Bedingungen außerhalb der eigenen Person gehören zum Leben. Das können wir, und das ist spannend. Es sind bei den »gefährlichen« Anpassungen lang dauernde Übertreibungen gemeint, die uns das Eigene kosten.

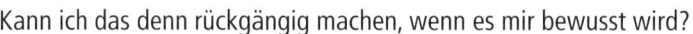

Kann ich das denn rückgängig machen, wenn es mir bewusst wird?

Nachträglich nicht, aber Sie werden in Zukunft, in der Zeit des Gesundwerdens auf Ihren Rhythmus, auf Ihre Ordnung achten. Sie werden merken, wie der Körper Ihnen das vorgibt. Sie werden den Wert Ihrer persönlichen guten Gewohnheiten spüren und nach Möglichkeit daran festhalten.

Sie denken dabei auch an Alltagsgewohnheiten, z.B. in Sachen Ernährung und Bewegung? Zu Bett gehen und aufstehen, Kontakt haben und Alleinsein, aktiv werden und ruhen?

Diese Gewohnheiten untersuchen Sie auf Passung zu Ihnen. Sie stellen sich um. Das ist gut und Folge des geschärften Bewusstseins nach einer Krise. Gefährlich wird es erst, wenn Sie wieder gesund werden. Dann heißt es, dass Eigene beizubehalten, das ist wie eine Bewährungsprobe. Der Druck, funktionieren zu sollen und nach von außen vorgegebenen Regeln und Rhythmen zu leben, wächst wieder.

Das zu den Rhythmen. Ändern sich auch meine Bedürfnisse?

Ganz zweifellos. Sie melden sie sich nun lauter, mischen sich ein, zeigen an, was gefällt und was nicht. Alles geht mehr in Richtung des Eigenen, des ganz Persönlichen. Wer zum Beispiel Freude am Angeln hat und bisher wenig Zeit dazu, der wird nun das Bedürfnis empfinden und dem nachgeben wollen. Er wird also häufiger versuchen, angeln zu gehen und das glückhaft genießen können.

Sie meinen, auch die Wahrnehmung wandelt sich? Als wenn sich die Sinnesorgane öffnen würden?

Manche sagen, sie sehen eine Farbe mehr. In den vorhergehenden Lebensgeschichten wird deutlich, dass Eigenes intensiver wahrgenommen wird. Das Bewusstsein für die Kostbarkeit des Lebens wächst bei Gefahr und schärft die Sinne. Die Intensität des Lebens nach Krebs wächst gewöhnlich, man nimmt alles stärker wahr.

Die stärkste für mich erkennbar werdende Veränderung hat sich in mir und in meinen Bewertungen und Einstellungen vollzogen. Da merke ich, was mir wichtig ist, was ich als sinnvoll erachte. Ebenso wie frühere Wichtigkeiten nach hinten rücken, mir bedeutungslos werden.

Hier meldet sich erkennbar das Selbst. Wir haben schon gehört, es stellt nur große Fragen. Die Frage nach der Wichtigkeit für dein Leben, nicht für das Leben allgemein. Die Frage nach dem Glück in deinem Leben, nicht nach den Glücksuchern der Welt. Nur das Eigene und für dich Wichtige macht Sinn. Über solche Umbewertung und Neueinstellung berichten viele Menschen nach Krebs. Manchmal suchen sie dabei Hilfe bei einem Psychotherapeuten, der das kennt und einen dabei an die Hand nimmt.

Ich stelle mir vor, dass es regelrechten Mutes bedarf, all das in den Alltag zu integrieren, es im Alltag durchzusetzen. Wir haben ja auch nicht nur Mitmenschen und Umstände um uns, die es uns leicht machen.

Wer die Angst vor dem Tod gespürt und sie allmählich überwunden hat, wird angstfreier im Alltag, dass führt letztlich zu einem mutigeren Leben. Die meisten erzählen dann über den Mut, zu etwas »Nein«, zu etwas anderem »Ja« zu sagen, ihre eigene Meinung deutlicher auszudrücken, ihren eigenen Bedürfnissen nachzugeben. Mut zu haben, eigene Gefühle zu zeigen, zum Beispiel auch Liebe und Sympathie. Mut zu haben, sich erkennbar zu machen. Das zeigen unsere Geschichten sehr deutlich.

Sie meinen Mut, sich in Beziehungen zu anderen deutlicher zu zeigen?

Ja, dass wird am meisten erzählt. Aber es gibt auch Beobachtungen, dass Menschen nach Krebs Ängste verlieren, die sie jahrzehntelang gequält haben, zum Beispiel Lampenfieber und Flugangst. Das kann völlig verschwinden. Jahrelang bestehende Phobien können regelrecht zusammenfallen und einen freier werden lassen. Es gibt eine Geschichte in diesem Buch, da berichtet ein Betroffener (Tobias E., S. 142 ff.), er habe 50 Jahre gestottert, nach der durch die Erkrankung ausgelösten Veränderung spreche er frei.

Also, wenn Sie von Wandel und Veränderung sprechen, umfasst das schon die ganze Persönlichkeit und das bisherige Leben?

Ja, viele berichten darüber, sie seien freier und reifer geworden. Hier gefällt mir der Satz von Victor von Weizsäcker gut: »Man geht anders aus einer schweren Krankheit heraus, als man hineingegangen ist.« Das Leben macht freier und reifer. Nicht immer, aber bestenfalls

Literatur:

Block KL. Die Rolle des Selbst beim gesunden Überleben einer Krebserkrankung: Die Perspektive aus vorderster Front der Krebsbehandlung. Österreich. Ges. f. Psychoonkologie (Hrsg). Jahrbuch der Psychoonkologie 1–47. Wien: Springer 1996.

Kanfer EH, Reinecker H, Schmelzer D. Selbstmanagement-Therapie. 4. Aufl. Berlin,: Springer 2005.

Kasparick U. Die Melodie des Lebens. Vortr. 12. Kongr. GFBK, Celle 2004 – EHK 2005; 54: 115–8.

LeShan L, Lösch A. Diagnose Krebs. Wendepunkt und Neubeginn. Stuttgart: Clett-Cotta 2008.

Gerhard B., 62 Jahre
verheiratet, 2 Kinder, Betriebsschlosser,
jetzt Rentner
Erstdiagnose mit 56 Jahren;
Darmkrebs mit Lymphknotenbefall

Wie sind Sie erstmalig mit der Krankheit in Berührung gekommen? Können Sie sich noch daran erinnern?

Ich erinnere mich noch genau: Bei einer üblichen Routineuntersuchung mit Stuhlabstrich kam die Bemerkung des Arztes »etwas ist nicht in Ordnung«. Ich hatte vorher schon über Jahre Schmerzen im Bauch, der Arzt beließ es jedoch beim Ultraschall.

Jetzt wurde ich zu einer MRT-Untersuchung überwiesen, sozusagen »auf den letzten Drücker«.

Ich weiß es noch wie heute, es war ein Freitag, der Arzt kam zu mir und sagte: »Lassen Sie uns nicht lange drumherum reden, Sie haben Krebs«. Ich ging nach Hause, erzählte meiner Frau nichts darüber. Ging Samstag und Sonntag noch arbeiten (als Pförtner in einem größeren Industrieunternehmen), überlegte hin und her, habe dann am Montag meiner Frau die Diagnose mitgeteilt und war am Dienstag im Krankenhaus. Meine Frau fiel aus allen Wolken, ich hatte sie ein halbes Jahr vorher geheiratet, ihr erster Mann war an Krebs verstorben.

Ich bekam dann ein Kontrastmittel, wurde auf den Kopf gestellt, es lief einfach nicht durch.

Ich erinnere mich noch: Ich musste vor der Operation unterschreiben, dass ich mit einem künstlichen Ausgang einverstanden wäre, wenn es medizinisch notwendig würde. Ich wurde dann am Darm an zwei Stellen operiert, einmal 10 bis 20 cm vor dem Darmende und einmal weiter oben. 14 Lymphknoten wurden untersucht, 10 waren befallen. Die Operation verlief dann gut, schlimm waren eigentlich nur die dauernde Darmreinigungen vor den Darmspiegelungen davor (ich habe vor der Operation sicherlich 5 Darmspiegelungen mitgemacht und 30 Liter Flüssigkeit trinken müssen) und die Chemotherapie danach.

Die Chemotherapie war das Schlimmste. Ich bekam das ganze Gift in die Arme gespritzt. 30 Spritzen! Alles in die Arme. Vorher wurden die Leukozyten bestimmt. Wenn sie hoch genug waren, bekam ich die Spritze, wenn nicht, wurde ich wieder nach Hause geschickt. Ich habe diese Spritzenkur so empfunden, als wenn ich »abgeschlachtet« werden würde.

Ich bin davor jedes Mal im Krankenhaus hin- und hergelaufen und habe überlegt, soll ich die Chemo machen oder nicht. Ich bin dann zu einem Psychotherapeuten gegangen, ein Psychoonkologe, den ich von früher auch schon kannte. Dem habe ich erst einmal alles erzählen können. Es kam raus aus mir. Ich habe dann die Chemo weitergemacht und dazu noch 28 Bestrahlungen. Dann bin ich in eine Reha gefahren.

Wie war der weitere Verlauf von 2003 bis heute, also über nunmehr 5 Jahre?

Es gab diverse Nachuntersuchungen, sicherlich 10 Darmspiegelungen, anfangs jedes Vierteljahr, später mit größeren Abständen. Ergebnis: Alles okay, keine Polypen, gar nichts.

Ich will aber noch einmal über meine Erlebnisse, auch während der Reha sprechen: Da sollte ich Morphium zur Beruhigung meines Darms bekommen, weil der Darm nach der Operation verrückt spielte. Das Morphium musste ich nehmen. Ich habe die 20 Tropfen mit aufs Zimmer genommen, das Mineralwasser getrunken und die Tropfen weggeschüttet. Ich habe das abgelehnt und habe mich wie ein hilfloses Opfer gefühlt. Überhaupt habe ich mich häufig als hilfloses Opfer gefühlt und die medizinischen Eingriffe manchmal wie eine Vergewaltigung erlebt, wo sich alles im Inneren gegen sträubte.

Vielleicht ist das so überhaupt oder besonders bei mir, weil ich eine sehr problematische Jugendzeit hatte, in der ich sehr viel Angst und Schuld eingeredet bekam und nicht Herr meiner eigenen Lebenssituation war. Meine Mutter schickte mich noch mit 50 in die Kirche, bis ich irgendwann sagte, jetzt ist Feierabend, zum Amtsgericht ging und aus der Kirche ausgetreten bin. Es ist mir erst in den letzten Jahren gelungen, erwachsen zu werden.

Worauf führen Sie die Krankheit zurück? Womit steht sie in Verbindung? Gibt es ein Zusammenhangsdenken bei Ihnen?

Also mein Vater ist an einer Darmkrankheit verstorben, wahrscheinlich war das auch Darmkrebs. Aber ich glaube, zu 70 bis 80 Prozent hängt meine Krankheit mit Ärger, Stress und den Mobbing-Situationen in meinem Leben zusammen. Auf der Arbeitsstelle wie auch in der Ehe. Ich weiß noch genau, in meiner zweiten Ehe hat meine damalige Frau Essen gekocht, und wenn ich von der Arbeit nach Hause kam, hat sie mir beim Essen über Streit und Ärger mit den Kindern und meinen Eltern erzählt. Da habe ich manchmal das Essen stehen lassen und bin rausgegangen. Ich war früher gehorsam und still und habe alles in mich hinein gefressen. Ich konnte einfach nicht raus aus meiner Haut und richtete mich nach anderen Leuten, heute kann ich das. Ich habe immer gedacht, der Ärger kann so stark werden, dass er dir schadet. Heutzutage habe ich gelernt, darüber zu sprechen. Ich habe das alles durch die Krankheit und insbesondere auch später in der Psychotherapie gelernt. Ich bin mir überhaupt klarer über meine Gefühle geworden.

Ich merke heute, wenn ich beim Stuhlgang die Schmerzen fühle, worum es vorher bei mir innerlich gegangen ist. Ich habe das früher nicht miteinander in Verbindung gebracht.

Manche Menschen erleben starken Wandel und Veränderungen nach so einer schweren Krankheit. Was fällt Ihnen noch dazu ein?

Ich nehme mir mehr Zeit, ich kann reden, das ist ganz, ganz anders als früher. Früher ist alles in mir geblieben, heute kann es durch den Mund heraus. Ich kann mich allerdings auch mehr schützen. Ich kann wie eine Schutzmauer Distanz zwischen mich und den Ärger von außen bringen. Ich spüre deutlicher, wann ich mich ärgere, und spüre, wie das von außen in mich hineingeht. Ich kann mich dann distanzieren und einen guten Umgang damit finden.

Es gibt da einen früheren Arbeitskollegen. Ich bin fest davon überzeugt, dass ein Großteil meiner Erkrankung mit ihm zusammenhängt bzw. mit meiner Beziehung zu ihm. Er wohnt in meinem Dorf. Ich kann ihn heute ganz normal grüßen, aber ich rege mich nicht mehr über ihn auf. So geht das in vielen Dingen. Ich kann mich distanzieren, ich kann mich schützen.

Haben sich noch andere Beziehungen verändert?

Ich lebe viel intensiver als früher. Ich kann meine Frau lieben. Ich kann meine Frau streicheln. Ich kann neben ihr sitzen. Das alles konnte ich früher nicht. Daran sind auch meine ersten beiden Ehen gescheitert. Ich kann meine Kinder in den Arm nehmen, zumindest bin ich dabei, die Entwicklung in diese Richtung in mir zu beobachten. Überhaupt gehe ich jetzt meinen Weg. Ich versuche nicht mehr, es allen recht zu machen, sondern lebe mehr von innen nach außen. Wenn ich früher etwas gemacht habe, dann habe ich immer stunden- und tagelang gedacht, ob das richtig war oder falsch. Ich denke heute kurz nach und dann ist es das auch gewesen.

Die Welt ist kleiner geworden. Ich kann mich mehr auf Augenhöhe mit anderen fühlen. Ich habe Jahre und Jahrzehnte im Schatten von Autoritäten gelebt. Das waren mein Vater, meine Mutter, der Pastor, der Polizist. Die Sache, dass ich mit 50 noch von meiner Mutter in die Kirche geschickt wurde, sagt ja schließlich alles.

Ich bin auch in einigen Vereinen im Dorf tätig, da stehe ich jetzt auf und kann was sagen. Das konnte ich früher nicht. Hatte Angst vor Grenzkontrollen und den Zöllnern. Diese Angst vor Autoritäten und dass ich irgendwie etwas angestellt hätte oder schuld an irgendetwas wäre, ganz klar ein Relikt aus meiner Jugendzeit. Das hielt sich in mir aber bis ins hohe Erwachsenenalter. Das ist weg. Ich bin letztens mit meiner Frau an den Gardasee gefahren und habe gemerkt, wie frei ich geworden bin, besonders an den Grenzen.

Wie schätzen Sie ihre jetzige gesundheitliche Lage ein?

Ich bin zu 60% gesund und zu 40% krank. Ich muss jeden Tag kämpfen. Muss acht- bis zehnmal am Tag zur Toilette, drei- bis fünfmal in der Nacht. Das ist eine Krankheitsfolge, lästig, aber sonst fühle ich mich überwiegend gesund, kann alles machen, muss aber mit dem Toilettengang zurecht kommen. Das Einzige, was ich nicht darf, ist schwer heben, und vor allen Dingen darf ich mich nicht langanhaltend ärgern. Eigentlich geht es mir ganz gut.

Worauf führen Sie Ihre jetzige Gesundheit denn hauptsächlich zurück? Was hat Ihnen am meisten geholfen?

Ich habe viele Gleichbetroffene erlebt, die nicht über ihre Erkrankung und das Erleben sprechen konnten. Ich weiß noch, wie ich auf der Autobahnraststätte einen Arbeitskollegen traf und ihm von meiner Darmkrebserkrankung erzählte, und wie er sich dann umguckte, wegdrehte und mir bedeutete, ich solle leise sprechen, das brauche man nirgendwo zu hören. Ich habe sprechen gelernt. Das war für mich das Wichtigste.

In der Psychotherapie habe ich gelernt, mit meinem Ärger anders umzugehen, überhaupt einmal die Folgen meines Ärgers zu erkennen. Ich bin insgesamt stärker zu mir gekommen. Ich habe viele Menschen erlebt, insbesondere in der Reha, die irgendwie wie ich zu freundlich, zu konfliktscheu, zu gutmütig waren, die mehr bei anderen waren als bei sich selbst. Das gilt auch für mich. Ich war früher sicher zu 60 bis 80% bei den anderen, heute bin ich zum großen Teil bei mir und nur noch zu 30% bei den anderen.

Bei mir sein heißt aber auch, bei meinen nahen Angehörigen. Ich und meine unmittelbare Familie sind mir näher, die Umgebung und die Welt draußen ist ein bisschen weiter weggerückt. Ich bin näher bei mir, und darauf achte ich auch weiterhin.

Das Selbst kommt in Sicht

Kaum ein Wort fällt so häufig am Krankenbett wie das Wort »selbst«.
* Du musst jetzt etwas für dich selbst tun!
* Du selbst bis jetzt der Wichtigste!
* Achte auf dich selbst!
* Jetzt denk nur mal an dich selbst! Und so weiter ...

Das kann einen ganz verrückt machen. Als wenn ich vorher gar nicht auf mich geachtet hätte, mich selbst vergessen oder übersehen hätte.

Die Diagnose Krebs sendet Signale nach außen, aber auch nach innen zum Betroffenen hin. Das hängt maßgeblich mit den unklaren Ursachenzusammenhängen der Krebskrankheit zusammen. Fast alle fragen sich:
* Warum ich?
* Warum jetzt?
* Habe ich nicht auf mich geachtet?

Die Medizin gibt dazu keine befriedigende Antwort. Auch da, wo benennbare Risikofaktoren bekannt sind (z. B. Rauchen bei Lungenkrebs, virale Prozesse bei Gebärmutterhalskrebs, bei Leberkrebs oder wenn eine gewisse familiäre Häufung einer bestimmten Krebsart in der Ursprungsfamilie besteht), bleibt die Frage ungeklärt, wie zwingend solche gedachten Zusammenhänge sind. Wie viele Nichtraucher erkranken an Lungenkrebs, wie viele Raucher nicht? Führt ein Risiko wirklich zu Krebs?

Hier bleiben beim Betroffenen viele Fragen offen, eben weil die Medizin sie nicht beantworten kann. Die Lage bleibt verwirrend.

Liegt denn in meiner Persönlichkeit ein Krebsrisiko? In meiner wesensmäßigen Veranlagung?

Zunächst einmal auf diese Frage ein klares Nein. Krebskranke haben keine eindeutige spezifische Persönlichkeitsstruktur, sie sind jung oder alt, einfach oder kompliziert, leben allein oder in Familien. Krebs gibt es in der ganzen Welt und zu allen Zeiten. Wissenschaftliche Forschungen haben die Existenz einer sogenannten Krebspersönlichkeit ausgeschlossen, zumindest was die grundsätzliche innere Architektur eines Menschen betrifft.

Das hilft mir nicht. Ich denke trotzdem, dass Krebs mit mir und meinem bisherigen Leben zu tun hat und die, die mich besuchen, wohl auch. Also vielleicht nicht mit meiner »Architektur«, wie Sie das nennen, wohl aber mit der Situation, in der ich lebe oder lange gelebt habe.

Bei genauerem Studium der Persönlichkeit vor der Krebserkrankung ist die Wissenschaft bisher nicht fündig geworden. Sie wendet sich aber der Entwicklung der Persönlichkeit nach der Krebserkrankung zu. Hier liegt der Schwerpunkt der Psychoonkologie, und hier können wir eine Menge über Krebs und Persönlichkeit lernen. Hier kommt der Mensch und sein Inneres in Sicht, hier werden wohl auch Weichen gestellt.

Was ist denn mit dem Inneren einer Person gemeint? Können wir dies das sogenannte Selbst nennen?

Ich denke, jeder versteht, was mit dem Selbst gemeint ist. Eine Art Innenperson, die im Haus unserer Persönlichkeit lebt. Hier in diesem Raum bilden sich – oft unbemerkt von uns selbst – wesentliche Charaktermerkmale, persönliche Bedürfnisse, Lebensrhythmen, grundsätzliche Werthaltungen usw. Manche nennen das auch Naturell und meinen das jeweils Einzigartige, Unverwechselbare und Überdauernde in einem Menschen. An diese Quelle heranzukommen, die Tür dieses Raumes zu öffnen, dafür sind Nachdenklichkeit und Achtsamkeit gut geeignet. Wir brauchen nur die inneren Bewegungen eines Krebserkrankten nach der Diagnose zu beobachten. Manche beginnen sich häufiger mit dem Vornamen anzureden, oder sie führen Zwiegespräche mit sich: Was will ich eigentlich in diesem Leben? Was ist mir wichtig? Was ist mir wirklich wichtig? Was ist mir egal? Diese Fragen kommen aus dem Inneren. Das Selbst stellt große Fragen.

Gibt das Innere denn Antwort?

Schön wär's. Vielleicht ist die zunehmende Klarheit im Prozess des Bewusstwerdens eine Art Antwort. Die Lebensinhalte und die Lebensrichtung, die persönlichen Bedürfnisse, die Werthaltungen und die Menschen, die ich mitnehme in mein Leben, nehmen deutlicher Kontur an. Das passiert fast regelmäßig nach Krebs.

Na ja, das sind dann doch Antworten. So eine Art Stimme »aus dem Off«, die mir den Weg weist.

Es ist gut, sich das Selbst als innere Instanz vorzustellen, mit der ich in Dialog treten kann, sozusagen als intelligente Innenperson, die schon immer da war, alle Zeiten überstanden hat und sich jetzt zu Wort meldet. Eine Konstante durch die Wechsel des Lebens hindurch. Krisen öffnen gewöhnlich die Tür zu dem Raum, in dem das Selbst lebt.

Die Vorstellung ist tröstlich. Hat denn diese Innenperson recht, ist das Selbst weise, kann ich ihm trauen?

In vielen großen Weltkulturen wird das so gesehen. Ich sehe das pragmatischer. Dieses Selbst ist niemals im Menschen gefunden worden. Man hat es nie »herausoperieren« und genauer untersuchen können. Neurowissenschaftler auf der ganzen Welt suchen es im Gehirn, finden aber nichts außer einer flüchtigen Gestalt. Allerdings wird diese flüchtige Gestalt in Form neuronaler Verbindungen fester und stabiler durch häufigen Gebrauch. Man kann es sich vielleicht am ehesten als Dirigent vorstellen. Von recht haben oder weise sein sollten wir nicht sprechen. Der Dirigent achtet auf die Melodie, auf Takt und Rhythmus Ihres Lebens. Das kann sich von der Lebensmeldodie anderer stark unterscheiden.

Das Selbst ist also eine Einbildung? Es bekommt erst Gestalt durch die eigene Vorstellung davon?

Das Selbst ist eine Instanz, die wir durch das bewusste Denken deutlicher werden lassen. Es wächst durch Wissen um sich, Respekt vor sich und Vertrauen in sich. Das Selbst kann dann zum Navigationspunkt werden. Immunologen glauben an seine Existenz. Das Immunsystem müsse sein Selbst erkennen, damit es auf Fremdes (Nicht-Selbst) reagieren könne.

Haben denn Bewegungen, Gedanken, Gefühle, Bedürfnisse, die sich aus diesem Selbst melden und die dann beim Navigieren helfen, Wirkungen auf meinen Körper? Helfen sie mir beim Gesundwerden?

Die Immunbiologen sehen da Zusammenhänge. Sie können sich die Funktionsweise des Immunsystems wie ein Orchester vorstellen, das einer Melodie folgt. Es geht also nicht nur um die Stärke des Immunsystems, dokumentiert beispielsweise an den Zellzahlen wichtiger Abwehrabteilungen, sondern um eine Art konzertierte Aktion. Das Immunsystem braucht einen Dirigenten. Der Dirigent sind Sie, Ihr Selbst.

Jeder erfahrene Arzt weiß das aus der Erfahrung mit dem Gesundwerden seiner Patienten, die Neurowissenschaftler untersuchen das genauer. Allerdings verstehen wir noch zu wenig, welche Rolle das Immunsystem beim Krebskranken überhaupt spielt und wenn ja, wie wir die Funktionsweise dieses intelligenten Abwehrsystems stärken können.

Liegen hier die Fragen und möglichen Antworten zur sogenannten Selbstheilung?

Sicherlich, aber die Zusammenhänge sind wissenschaftlich noch auf der Ebene der Beobachtungen, nicht der gesicherten Erkenntnis. Ganz zweifelsohne ist jedoch Selbstheilung und das Gegenteil davon Selbstzerstörung vom Zustand dieses Selbst abhängig. Ein starkes – sogenanntes kohärentes – Selbst wirkt gut, ein schwaches und labiles wirkt weniger gut, ein negatives Selbst schwächt oder zerstört. Bei diesen Bildern können wir es zunächst belassen, denn über die Architektur dieser wichtigen Instanz wissen wir zurzeit noch zu wenig.

Was ich für mich daraus schließe, ist, dass ein starkes Selbstbewusstsein beim Gesundwerden hilft.

Helfen kann es – neben der klugen Nutzung der Medizin. Dabei muss es kein starkes Selbstbewusstsein sein. Besser ist es, bei der Bewusstheit des Selbst zu bleiben, von seiner Existenz zu wissen, wachsam den inneren Stimmen gegenüber zu sein, dieses Selbst zu achten, wie auch immer es beschaffen ist, ihm in unserem Leben Ausdruck zu verleihen.

Was ja auch mit Selbstachtung gemeint ist.

  Ja, nämlich dem Selbst mit Respekt und ohne Beurteilung zu begegnen.

Auch wenn ich Seiten an mir kennenlerne, die mir gar nicht gefallen?

Genau darum geht es. Wir stoßen beim vertieften Nachdenken auch auf problematische Seiten in unserer Person, auf Dinge, die wir uns als Schuld vorwerfen, auf nicht zugegebenen Ärger, auf Eifersüchteleien und Neid, vielleicht auf vergrabene Bindungswünsche, die unerfüllt blieben. All das muss offen angesehen und in unser Bild von uns integriert werden. Das Ziel ist nicht unbedingt, ein starkes Selbstbewusstsein zu entwickeln, sondern als Person authentisch zu sein, ehrlich nach innen.

Wer hilft mir denn bei diesem Prozess?

Zunächst einmal die Krise selbst. Solange das Selbst im Gesunden seinen stillen Dienst tut, spüren wir wenig davon. Erst wenn wir krank werden, in Krise kommen, werden wir uns dieser Instanz bewusst. Dann ist es sicherlich gut, jemanden als Gegenüber zu haben, der als wacher Begleiter für eine Zeit verfügbar ist. Das kann der Partner sein, ein Arzt, ein Psychotherapeut oder einfach ein guter Freund. Es gibt da so einen schönen Satz: »Ein Freund ist der, der dein Lied kennt und es dir vorsingt, wenn du es vergessen hast.« Dieses Lied wieder zu finden, Dein Leben, das zu Dir passt, darum geht es.

Wenn ich stärker bei mir bin, zu mir gekommen bin, verändere ich mich dann als Person?

Das kann schon sein – und ganz sicher verändern Sie sich, wenn Sie vorher viele Rollen gespielt haben, die nicht die Ihren waren. Haben Sie keine Angst vor Veränderung, vor Reifung. Grundsätzlich beobachten wir, dass authentische Menschen von anderen geachtet werden. Sie sind erkennbarer geworden für andere. Das hilft in Beziehungen. Meistens sind authentische Menschen attraktiv für andere, können manchmal geradezu faszinierend sein. Sicher aber auch kantiger, vielleicht manchmal unbequem, aber echt. Ich denke, es ist ein lohnendes Ziel, authentischer zu werden, ein Lernen, das sich lohnt.

Aber Sie haben meine Frage noch nicht beantwortet: ob mir diese Selbstehr-lichkeit auch hilft beim Gesundwerden. Ich meine das im körperlichen Sinne.

Ein Beispiel dazu: Ein kanadischer Psychoonkologe, Alastair Cunning-ham, hat einmal 22 sehr weitgehend metastasierten Krebspatienten die Gele-genheit gegeben, sich ein Jahr lang wöchentlich im Rahmen Gleichbetroffe-ner auszusprechen, voneinander zu lernen und sich in eine Gruppe mit Men-schen gleichen Schicksals in solidarischer Gemeinschaft zu fühlen. Darüber hinaus standen alle Teilnehmer dieser Behandlung in leitliniengerechter me-dizinischer Behandlung.

Vorher hatten 14 erfahrene Onkologen die jeweilige Lebenserwartung eines jeden Teilnehmers aus dieser Gruppe aus den vorliegenden medizini-schen Befunden eingeschätzt, daraus wurde ein Mittelwert gebildet und in den Akten für jeden notiert. Nach dem Stand medizinischer Wissenschaften ließ sich der Verlauf der Krebserkrankung in diesem Metastasenstadium also berechnen. Die Onkologen wussten sozusagen, wann mit dem Tod jedes Einzelnen zu rechnen war, in durchschnittlich 14 Monaten oder in 27 Mona-ten. Dann wurde das Leben dieser Menschen verfolgt. Die Onkologen hatten in der Regel Recht. Viele dieser schwer Erkrankten starben in ungefähr der vorgesehenen Zeit. Es überlebten jedoch ebenso viele ihre geschätzte Lebens-zeit um mehrere Jahre, einige lebten zum Zeitpunkt der Veröffentlichung im-mer noch und hatten ihre »Schätzzeit« um ein Mehrfaches übertroffen. Alastair Cunninghams Auswertung ist eindeutig: Diejenigen, die sich am stärksten innerlich geöffnet hatten und in der größten Übereinstimmung mit ihrem Selbst standen, also »authentisch« waren, gehörten zu dieser »Spitzen-gruppe«.

Das ist ja eindrucksvoll – kann man denn lernen, authentisch zu werden?

Wir sind ja gerade dabei. Aber Vorsicht: Wir wissen noch zu wenig dar-über, und wir haben kaum objektive Maße, die uns sagen könnten, ob je-mand bei sich ist oder noch weit von sich entfernt. Wird das nach außen ge-richtete Ich der Existenz eines innen wirkenden Selbst bewusst, spüren viele ein Streben nach Übereinstimmung. Das sind wichtige Schritte.

Literatur:

Bauer J. Das Gedächtnis des Körpers – wie Beziehungen und Lebensstile unsere Gene steuern. München, Zürich: Piper 2004.

Cunningham AJ, Edmonds CV, Phillips C, Soots KI, Hedley D, Lockwood GA. A prospective, longitudinal study of the relationship of psychological work to duration of survival in patients with metastatic cancer. Psycho-Oncology 2000; 9: 323–39.

Heidenreich T, Michalek J, Eifert G. Balance von Veränderung und achtsamer Akzeptanz: Die dritte Welle der Verhaltenstherapie. Psychotherapie, Psychosomatik, Med. Psychologie 2007; 57: 475–86.

Kandel E. Psychiatrie, Psychoanalyse und die neue Biologie des Geistes. Frankfurt/M.: Suhrkamp 2006.

Schwarz R. Die Krebspersönlichkeit. Mythos und klinische Realität. Stuttgart: Schattauer 1994.

Siefer W, Weber C. Ich – wie wir uns selbst erfinden. Frankfurt/M.: Campus 2006.

Eva S., 54 Jahre
verheiratet, Bürokauffrau, jetzt Hausfrau
Erstdiagnose mit 48 Jahren:
Brustkrebs mit Lymphknotenbefall

Wie sind Sie mit der Krankheit in Berührung gekommen? Erinnern Sie sich?

Es war am 21.10.2003. Die Diagnose war sofort klar: Brustkrebs im ausgedehnten Stadium mit Lymphknotenbefall. Nach der Operation stand fest, 20 von 27 entnommenen Lymphknoten waren befallen, bei vielen Lymphknoten wurde ein sogenannter Kapseldurchbruch festgestellt (das erhöht die Gefahr, dass Tumorzellen in den Organismus auswandern, Anm. d. Red.). Außerdem gab es kleine Metastasen bis hoch in die Schlüsselbeinmulde. Der Tumor war 3 cm groß. Ich verlor meine Brust.

Ich fragte die Ärzte nach meiner Prognose, die Antwort: »Sie werden in den nächsten 5 Jahren zu 20% überleben.« Ich verstand die Antwort so: Zu 80 % werden Sie in den nächsten 5 Jahren sterben. Das war ein Tiefschlag. Ich habe einige Wochen gebraucht und sah mich schon tot, es gab keine Rettung mehr, ich meinte, Therapien zögerten höchstens alles hinaus. Dazu kam noch, dass der Tumor nicht hormonpositiv war, was meine Prognose offensichtlich verschlechterte.

Im Laufe der Chemotherapie trat jedoch eine Veränderung meiner Haltung ein. Ich überlegte: Wie kann ich es schaffen, zu den 20% zu gehören? Ich ging zu einem bekannten Professor der naturheilkundlichen Medizin, der gab mir tolle Anhaltspunkte. Dann las ich ein Buch von Rexrodt von Fircks (»Und flüstere mir vom Leben«), das hat mir sehr geholfen. Später las ich ein Buch von Simonton, und schlagartig wurde mir klar, wie ich über die Entstehungszusammenhänge meiner Erkrankung denken konnte.

Ich habe dann eine Psychotherapie aufgesucht, die hat mich super herausgezogen aus den alten Denkmustern und mir geholfen, an alten Gefühlen zu arbeiten, die dem Krebs zugrunde lagen.

Wie war der weitere Verlauf und wie das Ergebnis der Nachuntersuchungen?

Ich habe regelmäßige Nachsorgeuntersuchungen gemacht mit Ultraschall, Abtastung, natürlich Blutuntersuchungen zur Bestimmung der Tumormarker. Alle weiteren empfohlenen Untersuchungen habe ich abgelehnt, auch die Mammographie. Ich denke, es sind alles nur Momentaufnahmen, drei Tage später kann ich schon wieder krank sein, und keiner merkt es. Deshalb habe ich mir diese Strapazen erspart – Angst und Aufregung sind ungesund. Anfangs hatte ich noch große Angst vor jeder Untersuchung, jetzt bin ich jedoch sicherer. Nie ist etwas gefunden worden. Nunmehr fünf Jahre nicht!

In welchen Zusammenhängen sehen Sie Ihre Erkrankung eigentlich?

Ganz am Anfang hatte ich überhaupt gar kein Zusammenhangsdenken. Ich wusste nicht, womit das zu tun hatte, was mit mir war.

Als ich das Buch von Simonton gelesen habe, hat es mich wie ein Blitz getroffen. Es war mir auf einmal völlig klar, dass die Krankheit mit mir selbst zu tun hatte. Der Krebs war genauso aggressiv wie die Aggression, die ich in mir angestaut hatte. Eben als braves und anständiges Mädchen, was immer zu allem »Ja und Amen« gesagt hatte. Ich verstand den Krebs wie einen Vulkan, der plötzlich ausbricht. Das ist auch heute noch meine feste Überzeugung, meine Erkrankung in diesem Zusammenhang zu sehen.

Manche beobachten Wandel und Veränderung in der eigenen Person und im Umfeld. Wie sehen Sie das?

Ja, mit Stolz kann ich eine starke Veränderung in sehr, sehr vielen Bereichen feststellen. Ich bin eine sehr selbstbewusste und erwachsene Frau geworden, und das in kurzer Zeit und von dem Ausgangspunkt her, auch vor vier Jahren noch eher ein unsicheres und ängstliches Mädchen gewesen zu sein. Manchmal ist mir unterwegs regelrecht schwindelig geworden. Es haben sich Einstellungen zu fast allen Sachen verändert. Ich bin zum Beispiel total gelassen geworden. Manchmal sprechen mich andere an und sagen, da wärst du früher explodiert, was ist mit dir? Heute lächelst du über bestimmte Schwierigkeiten.

Ich kann mich stärker mit Menschen verbinden und mich ihnen stärker annähern, wenn sie mir gut tun. Dazu gehört, dass ich ziemlich genau unterscheiden kann, was mir gut tut und was mir nicht gut tut. Ich weiß ziemlich genau, das geht und das andere geht gar nicht.

Auch in meiner Ehe hat sich viel geändert. Sie ist jetzt harmonischer. Wir verstehen uns besser. Ich bin nicht mehr das Mädchen. Ich sehe meinen Partner mit ganz anderen Augen. Er ist er und ich bin ich, und es gibt Punkte, an denen wir uns treffen können, und andere Seiten bei denen jeder ist wie er ist und bleibt, wie er ist. Das akzeptiere ich, und das ist gut so.

Ich spüre meine Bedürfnisse stärker – sie sind laut. Viele meiner Mitmenschen wundern sich über meine Ungeduld. Früher konnte ich warten, heute will ich alles – jetzt sofort. Wer weiß, wieviel Zeit mir noch bleibt. Ich will nichts verpassen.

Zu dem Thema Angst und Mut: Können Sie da etwas sagen?

(Lacht.) Ja, früher hatte ich Flugangst. Heute jette ich um die Welt. Ich habe überhaupt keine Angst mehr. Ich hatte früher eine Spinnenphobie, und vor einigen Wochen hat eine Vogelspinne auf meiner Hand gesessen. Ich bin selbst erstaunt, wie mutig ich geworden bin. Vor allen Dingen merke ich, dass ich den Mut habe, mich meinen Ängsten zu stellen. Vielleicht hat das alles angefangen mit der Angst vor dem Tod und wie ich jetzt mittlerweile damit umgehe.

Da gibt es eine Geschichte: Bei einem Seminar, das ich besucht habe, wurden alle Teilnehmer aufgefordert, einen Waldspaziergang zu machen. Das habe ich auch getan. Unterwegs hatte ich das Gefühl, jemand verfolgt mich. Ich habe mich immer wieder umgedreht und als ich nichts entdecken konnte, dachte ich, ich bin verrückt geworden. Schließlich bin ich stehen geblieben, habe mich nochmals umgedreht und da hatte ich den Eindruck, es war der Tod, der hinter mir herging. Das hat mich sehr erschreckt. Ich habe allen Mut zusammen genommen und gesagt, komm und geh an meiner Seite, geh nicht hinter mir her. Wenn du an meiner Seite gehst, weiß ich immer, wo du bist, da kann ich dich einschätzen und so kann ich vielleicht auch mit dir leben.

Solange er mich lässt, bestimme ich den Weg. Eines Tages wird er ihn bestimmen, aber bis dahin werden wir gemeinsam, Seite an Seite, weitergehen. Der Tod lässt mich leben, er hat mich leben gelehrt. Seine ständige Anwesenheit lässt mich jede Minute meines Lebens ganz bewusst und intensiv erleben. Ich weiß doch, dass es jederzeit vorbei sein kann. Dazu war es aber notwendig, erst einmal meine Angst vor ihm zu überwinden.

Das ist eine sehr eindrucksvolle Geschichte. Hat sich Ihre Einstellung zu Gott und der Natur geändert?

Sicher, das ist auch in der letzten Zeit passiert. Ich spüre förmlich, dass ich ein Teil der Natur bin, des Kreislaufs der Natur, des Kreislaufs vom Werden und Vergehen. Ich glaube an meine innere Stimme, meinen inneren Ratgeber. Alles, was passiert, ist in diesem Moment richtig, nichts ist unsinnig. Dieses Denken erleichtert mich.

Gibt es Veränderung im Arbeitsfeld?

Meine Arbeit, die ich damals hatte, war für mich zur Quälerei geworden. Ich habe gekündigt und heute arbeite ich nicht mehr, jedenfalls nicht mehr in meinem Beruf. Ich tue viele Dinge, die mir Freude machen, auch wenn ich damit kein Geld verdiene. Es ist ein großes Glück, dass wir uns das finanziell leisten können. Wir haben nicht viel, aber es reicht. Alles, auch Geld, hat einen anderen Wert.

Wie beurteilen Sie Ihre jetzige gesundheitliche Lage?

Super gut. Mehr kann ich dazu nicht sagen. Einfach gut. Ich kann spüren – und das kann ich sicher besser als früher – wenn mich etwas belastet oder etwas mit mir nicht stimmt, und dann die Situation verändern. Ich fühle mich gesund, gesünder als jemals zuvor.

Was hat Ihnen denn am meisten beim Gesundwerden geholfen? Können Sie das im Nachhinein bewerten?

Da denke ich zum Beispiel an den ersten Termin bei dem naturheilkundlich orientierten Professor. Er hat mir das Immunsystem erklärt. Seitdem habe ich ein klares Bild von meinen Immunzellen und kann mit ihnen kommunizieren. Ich kann sie zum Beispiel loben und sie bitten, ihren Dienst zu tun. Ich weiß, sie sind meine Lebensversicherung. Mein Immunsystem ist meine Lebensversicherung. Überhaupt habe ich gelernt, mit mir zu sprechen, das kann ich seit meiner Erkrankung besonders gut. Ich kann mit verschiedenen Abteilungen sprechen: Mit meinen Gefühlen, meinen Organen, aber eben auch mit meinen Immunzellen. Eindeutig hat mir dabei das Visualisierungstraining von Simonton geholfen.

Dieser innere Dialog ist für mich sehr wichtig geworden und Teil meines Alltags. Es ist wohl das, was mir am meisten geholfen hat und immer noch hilft. Wenn ich mir ganz genau zuhöre, kann ich sicher sein, das Richtige zu tun. Ich habe gelernt, auf diese innere Stimme zu hören. Mittlerweile brauche ich mich nicht mehr darum bemühen, ich kann es einfach, es ist selbstverständlich.

Auch die medizinische Behandlung halte ich für absolut wichtig und die Psychotherapie, natürlich auch die Wahl der Klinik. Ich habe tolle Behandler gefunden. Dafür bin ich dankbar.

Identisch werden – authentisch erleben

Was ist unter Identität und Authentizität denn eigentlich zu verstehen? Es hat jawohl damit zu tun, sich selbst näher zu kommen.

Identität meint hier die größtmögliche Übereinstimmung des bewussten Selbst mit dem mehr gespürten als wahrgenommenen Selbst. Authentizität oder Ehrlichkeit und Glaubwürdigkeit sind die Bezeichnungen für das Gefühl, das ein mit sich selbst übereinstimmender Mensch hat, und für den Eindruck, den er als Person auf andere macht.

Das hört sich kompliziert und einleuchtend gleichzeitig an.

Identisch werden, authentischer erleben ist als Prozess, als Weg auf ein Ziel hin zu sehen. Dieser Weg ist in allen Interviews durchzuspüren.

Der Prozess findet quasi automatisch statt? Bei jedem?

Er ist Folge der Krise, also eine unmittelbar eintretende Selbstreparatur. Wir nehmen diesen Prozess jedoch deutlicher wahr, wenn wir ihn beachten, ihm Aufmerksamkeit schenken, ihn für wichtig halten. Das ist sicher nicht bei jedem der Fall.

Woran kann ich denn erkennen, dass ich auf dem Weg bin?

Sie merken nach einer Krebserkrankung die eventuelle Dissonanz zwischen innerem Erleben und äußerem Verhalten deutlicher und nehmen diese Dissonanz als Belastung und Stress wahr. Die Bewusstheit dafür stellt sich ein, Sie brauchen sich nicht darum zu bemühen. Ebenso wird Ihnen klarer, dass Sie nicht zum Rollenspiel gezwungen wurden, sondern dass Sie eine freiwillige Leistung erbracht haben als Anpassung an vermeintliche Erwartungen des Partners, der Kinder, der Freunde, des Arbeitgebers, der gesellschaftlichen Rolle usw.

> Na ja, alles sollte harmonisch sein. Jeder will doch selbstverständlich gut dastehen.

Genau das sehen Sie jetzt kritischer. Identität verliert man nicht durch äußeren Zwang. Man verzichtet eher auf sie, manchmal aus Liebe, manchmal aus Gutmütigkeit, aus Freundlichkeit und Höflichkeit, sicher auch aus Angst, der Rolle nicht gerecht zu werden.

> Sie meinen, dass wird alles sofort klar? Mein Bewusstsein wäre so geschärft? Ich brauche keine Psychotherapie dazu?

Psychotherapie ist hilfreich, zweifellos. Sie bietet den Raum, sich zu sensibilisieren, dieses klarer und bewusster wahrzunehmen, dann auszusprechen, zu prüfen, zu sortieren. Psychotherapie ist wie ein Resonanzraum. Alles Innere wird lauter. Aber: Der Prozess findet statt. Sie spüren auch ohne Psychotherapeut, wie Sie bisher mit sich umgegangen sind. Sie spüren, wie das Ich vielleicht zu stark nach außen geschaut und das innere Selbst diszipliniert hat. Das Ich kann das Selbst erziehen, unterdrücken, es verformen, sogar bestrafen. Das Ich kann das Selbst verachten (vielleicht aufgrund irgendeiner tatsächlichen oder vermeintlichen Schuld), es kann das Selbst aber auch einfach ignorieren oder wegdrängen. Den Raum abschließen, und das über Jahre und Jahrzehnte.

> Bis die Krankheit kommt und die verschlossene Tür aufbricht?

Oft wird die Krankheit instinktiv mit diesen inneren, meist jahrelang bestehenden Bedingungen in Verbindung gebracht. Das ist nun jedoch vorbei. Beim Gesundwerden sucht der Mensch die Selbstakzeptanz (»Ich bin so wie ich bin«) und die Selbstbejahung (»Ich will auch so sein und ja zu mir sagen«).

Das Selbst wächst dadurch?

Nehmen Sie dieses Selbst wie ein Kind wahr. Auch das kann durch ständige Kritik klein bleiben und innerlich verkümmern, aber durch Akzeptanz und Lob wachsen. Das bestätigt im Übrigen auch die moderne Hirnforschung. Das Selbst wird durch Aufmerksamkeit deutlich und durch häufige Ansprache und inneren Dialog stabiler.

Sie glauben wirklich, der Prozess, identischer und authentischer zu werden, wäre so einfach erlebbar und erlernbar?

Wie oben schon gesagt: Sicher nicht immer, sicher nicht bei jedem. Sie haben dafür ein gesteigertes Bewusstsein in Krisenzeiten. Die äußeren Rollen sind zusammengebrochen, Sie sind sozusagen durch die Krankheit frei von Arbeit und Rollen, haben eine Art unfreiwilligen Urlaub vom bisherigen Leben, vom bisherigen Ich.

Es soll aber zukünftig ohne Krankheit gehen. Der Freiraum, den mir die Krankheit gibt, könnte ich mir wie einen Trainingsraum vorstellen, wo ich unter dem Schutz der Krankheit trainiere, was ich später als Gesunder hinkriegen will.

Sie lesen in vielen Interviews, dass Betroffene im Nachhinein zu sehen glauben, ohne den Bombeneinschlag der Krebsdiagnose wäre das alles nicht passiert, der Prozess nicht in Gang gekommen. Aber bleiben wir bei der Frage, wo Sie selbst stehen im Prozess, authentischer zu werden, wie Sie das erkennen können.

Mir fällt in den erzählten Geschichten die Sicherheit der Erzähler auf, mit Gewissheit zu erkennen, was richtig ist und was falsch war.

Ja, dass ist ein verblüffendes Erleben. Viele berichten, wie sicher sie in Entscheidungen oder wie klar sie im Umgang mit schwierigen sozialen Situationen und im Umgang mit anderen Menschen überhaupt geworden sind. An dieser inneren Sicherheit scheinen viele Betroffene zu erkennen, wie weit sie auf dem Weg sind. Sie sprechen von Selbstsicherheit.

Allerdings auch davon, wieviel Mut am Anfang dieses Weges gebraucht wurde.

Genau, Entscheidungen brauchen Mut, und getroffene Entscheidungen machen wiederum Mut – in solchen Einzelschritten liegt die Selbstverstärkung. Hier sind Sie stolz auf sich. Durch Stolz wachsen Sie. Sie brauchen nicht auf den Marktplatz zu gehen und zu rufen, wie Sie sich fühlen. Es ist ein innerer stiller Prozess mit Angst und Mut, aber einer zunehmend sichereren Navigation. Das Lob kommt dabei eben nicht von außen, sondern von innen.

Werde ich für meine Mitmenschen nicht schwierig, wenn ich mich verändere?

Viele fürchten sich am Anfang. Sie denken, sie würden Egoisten. Merken aber schnell, was wirklich geschieht: Wenn Sie mehr bei sich sind, können Sie auch freier und offener bei anderen sein. Authentische Menschen sind attraktive Partner. Sie sind erkennbar für sich selbst und für andere. Das ist ein enormer Vorteil im Umgang. Schafft Respekt, oft Sympathie, manchmal Liebe.

Wirklich? Sie reden das schön, es gibt doch auch erkennbare Ekel? Authentisch zwar, aber schwer zu akzeptieren?

Die Erfahrung zeigt, wie wichtig es ist, sich auf das Gegenüber einzustellen. Man kann sich auch auf ein Ekel einstellen. Sich zu zeigen ist jetzt angesagt. Von anderen akzeptiert zu werden ist die positive Überraschung, aber nicht das Ziel eines authentischen Menschen. Im Gegenteil, der authentische Mensch sucht gerade eben nicht das Lob des anderen.

Übrigens wird Authentizität vielfach als attraktive Eigenschaft eines Menschen beschrieben. Es ist sicher in dem enthalten, was wir Charisma nennen. Gerade in Zeiten gefühlten Anpassungsdrucks, opportunistischer Veränderungsnotwendigkeit, die wir innerlich nicht mitmachen wollen, erlebt sich der Mensch oft indifferent und nicht bei sich. Authentische Menschen wirken durch Standhalten faszinierend und gewinnen in solchen Zeiten eine oft unerbetene Anhängerschaft.

Ich fasse noch einmal für mich zusammen, was Sie als hilfreich beschreiben:

- Achtsamkeit dem inneren Prozess gegenüber, der in mir abläuft, Respekt der inneren Person gegenüber
- sich mit seinem inneren Erleben und der größeren Ehrlichkeit sich selbst gegenüber normal fühlen
- Erproben authentischen Verhaltens im Alltag
- innere Zwiesprache mit mir, meinem Selbst
- Erleben von »Erfolg« bei diesen Schritten (»Es passiert nichts von dem, was ich befürchtet hätte – im Gegenteil, ich scheine für andere attraktiver zu sein, wenn ich mich zeige wie ich bin«)
- unabhängig werden vom Lob anderer

Danke für Ihre Zusammenfassung. Sie lernen schnell. Eins kommt noch hinzu: Die meisten halten diesen Reifungsprozess auch für gesund.

Sie meinen das im körperlichen Sinne – über die Verbindungsbrücken sozusagen, dass Körper und Geist zusammen gehören?

Vielleicht differenzierter über die Einflussnahme psychischer Prozesse auf das Immunsystem. Beide Instanzen, das Immunsystem und das Selbstgefühl, leisten ähnliche Arbeit: Sie müssen Selbst und Fremd auseinander halten. Je mehr wir das im Psychischen können (und das Bewusstsein vom Eigenen lässt Fremdes besser erkennen), desto mehr unterstützen wir das Immunsystem bei der gleichen Arbeit.

Krebs ist auch ein Problem der Erkennbarkeit. Aus noch unklaren Gründen entwickelt das Immunsystem zu wenig Abwehrleistung beim Erkennen von Krebszellen. Das Erkennen der Krebszellen selbst ist Schwerstarbeit fürs Immunsystem.

Gibt es denn gesicherte Erkenntnisse, dass psychologische Selbststärkung der Immunabwehr hilft?

Gesichert ist hier noch nichts. Aber es gibt Hinweise, dass das so sein könnte. Viele Arbeitsgruppen weltweit arbeiten daran. Wir wissen zum Beispiel, dass ein engagiert und bewegend erlebter Psychotherapieprozess die

131

Zahl immunkompetenter Zellen im Blut erhöhen kann. Wir wissen nur noch nicht, bei wem es geschieht und ob das dann tatsächlich beim Gesundwerden nach Krebs nützt.

Psychotherapie ist also auch Biologie?

 Das hört sich gut an. Man könnte biologische Auswirkungen psychischer Prozesse des Einzelnen als »subjektive Biologie« begreifen. Nehmen wir zum Beispiel das, was wir »Identität« nennen.

Identität ist kein allgemeines Verhaltensmuster, sondern eine Übereinstimmung zwischen inneren persönlichen Eigenarten der Person und ihres Ausdrucks nach außen. Aus dieser Übereinstimmung zwischen innerem Selbst und äußerem Ich folgt Kraft, die tatsächlich auch biologisch erfahrbar ist.

Und: Identisch bleiben bzw. wieder identisch werden ist ein lebenslanger Prozess. Identität kann verloren gehen, aber auch wieder gewonnen werden. Das Selbst tut hier täglich still seinen Dienst. Nur bei großen Krisen wird diese Arbeit gewöhnlich bewusst, und wir erleben das als kritische Überprüfung des Bisherigen. Also keine Angst vor solchen Klärungen. Sie können anfangs Angst machen, geben aber später Kraft.

Literatur:

Hennig J, Netter P. Biopsychologische Grundlagen der Persönlichkeit. München: Elsevier, Spektrum Akademischer Verlag 2005.

Keupp H. Identitätskonstruktionen. Reinbek: Rowohlt 1999.

Garssen B, Goodkin K. On the role of immunological factors as mediators between psychosocial factors and cancer progression. Psychiatry 1999; 85: 51–61.

Reuter E. Identitätsstärkung – fördert Authentizität das Gesundwerden nach Krebs? In: Frank R (Hrsg). Therapieziel Wohlbefinden. Ressourcen aktivieren in der Psychotherapie. Heidelberg: Springer 2007; 189–202.

Schubert C, Schüssler G, Zänker K. Psychoneuroimmunologie. In: V. Üexküll, Th. u.a. (Hrsg). Psychosomatische Medizin. 6. Aufl. München, Jena: Urban und Fischer 2003.

Richard N., 59 Jahre
verheiratet, 1 Kind, Ingenieur
Erstdiagnose mit 56 Jahren: Nierenzell-
karzinom, Lokalrezidiv, Metastasensituation

Wie sind Sie erstmalig mit der Krankheit in Berührung gekommen? Erinnern Sie sich an die Umstände damals?

Ich hatte mir angewöhnt, mich jährlich durchchecken zu lassen. Im Oktober 2006 war ich zu einer Routineuntersuchung bei »meinem Urologen«. Es gab eine Ultraschalluntersuchung, danach empfahl er mir eine CT-Untersuchung. Er war irgendwie merkwürdig und verhalten. Die Radiologin sagte direkt: »Ich habe keine guten Nachrichten, Sie haben ein Nierenzellkarzinom«. Ich weiß, ich war wie vor den Kopf geschlagen. Ich meinte, nein, das könne nicht sein, man habe die Bilder verwechselt. Ich hatte doch keine Beschwerden. Die Welt begann zusammenzubrechen. Ich kam mir vor wie in einem Film. Die Tränen stiegen mir in die Augen, ich war stumm, orientierungslos, wie betäubt. Ich bin dann zurück zu meinem Urologen. Er hat sich die Bilder von vor einem Jahr angesehen (ebenfalls Routineuntersuchung), auch da war der Krebs an der gleichen Stelle schon zu sehen, nur kleiner, die Ärztin hatte das übersehen. Es war unglaublich. Der Schock sitzt mir bis heute in den Knochen.

Der Arzt sagte weiter, wenn wir Glück haben, ist der Tumor nicht ins Gewebe eingewachsen, sondern sitzt sozusagen obendrauf, was sich später, am 01. November 2006, in der Operation auch tatsächlich bestätigte. Vor der Operation war ich im Internet, in allen möglichen Foren, mir schwante nichts Gutes. Es stellte sich dann heraus, der Tumor war 7 cm groß, er war nicht eingewachsen, er konnte unter Erhaltung der Restniere entfernt werden. Ich war komplett erleichtert und weinte. Ich wurde nach Hause geschickt, es gab keine Nachbehandlung, man sagte mir, ich sei nun frei von Krebs.

Wie war der weitere Verlauf? War es denn auch so?

Bei der ersten Nachuntersuchung war alles bestens. Später, im Juni 2007, also ein halbes Jahr nach der Erstbehandlung, ging ich wieder zur Untersuchung, und entsetzlicherweise zeigte sich an der gleichen Niere, zumindest am Rest, der damals stehengelassen worden war, erneut ein Tumor, 3 bis 4 cm groß, aber schlimmer als beim ersten Mal, da 2 Metastasen im Umfeld gefunden wurden und 2 bis 3 betroffene Lymphknoten in der Region.

Diese erneute Diagnose empfand ich fast schlimmer als beim ersten Mal. Alles war wieder gewachsen. Der Tod begann näher zu rücken.

Ich wurde dann wieder vom gleichen Operateur behandelt. Er hat die ganze Niere weggenommen und auch großzügig im Umfeld operiert, und ich wurde erst einmal beruhigt und nach Hause geschickt. Ein Vierteljahr später ging ich wieder zur Untersuchung.

Elf Monate nach der Erstdiagnose war wieder etwas im Bauchraum gewachsen. Ich fuhr zum Krebszentrum nach Heidelberg, war jetzt an der dritten Stelle. Dort sprach man von 6 bis 10 Metastasen. Die Oberärztin redete nicht lange, sondern erläuterte mir die chemotherapeutische Behandlung und gab mir ohne große Diskussion ein Mittel zur Fuß- und Handpflege mit, da es sich bei der Chemo um eine sehr aggressive Behandlung handele, die die Haut angreife.

Erst war ich völlig vor den Kopf gestoßen, habe niemandem mehr getraut, war hin- und hergerissen, ging zu meinem früheren Onkologen zurück, der sagt, er verstehe die Welt nicht mehr, er könne keine 6 bis 10 Metastasen erkennen, nur eine.

Die wurde dann genauer untersucht und in einer halsbrecherischen Operation, weil sie sehr kompliziert lag in der Nähe der Wirbelsäule, mit der Aorta möglicherweise verwachsen, tatsächlich entfernt. Nur aufgrund meiner guten Konstitution hatte der Operateur, der mich auch aus den vorherigen Operationen kannte, diese Operation gewagt.

Vor dieser Operation hatte ich so große Todesangst wie nie zuvor im Leben. Ich habe mein Testament gemacht, alles geregelt, war aber auch völlig auf mich alleine gestellt. Ich habe zwar meine Frau eingeweiht, aber wollte sie und meine jüngere Tochter auch schonen und habe es harmloser dargestellt als es war. Ich selbst fühlte mich völlig hilflos.

Die Operation erfolgte im Januar 2008. Seitdem wurden vier Nachuntersuchungen im März, Juli, September und Dezember 08 ohne jeden Befund gemacht. Alle bildgebenden Verfahren, wie auch die sonstigen Untersuchungen. Es war nichts Neues mehr gewachsen, es war nichts Altes mehr erkennbar.

In welchen Zusammenhängen sehen Sie Ihre Krebserkrankung im Nachherein? Wie begreifen Sie sie?

Wenn man Krebs von Stress und Ärger kriegen kann, dann gibt es bei mir eine eindeutige Verursachung. Das fing eigentlich schon vor 12 Jahren an, als mein Vater mir mitteilte, er müsse aus seiner Wohnung und ich hätte doch ein Grundstück, ob ich kein Haus bauen wolle, in das er dann als Mieter einziehen könne.

Da ich damals auch unter steuerlichen Aspekten dieser Idee zustimmte, habe ich das dann gemacht. Damit fing der Ärger an. Ich habe drei Prozesse mit Handwerkern geführt, habe in allem durch den Sachverständigen Recht bekommen, aber war eben vom Ärger besetzt. Dazu hatte ich einen Beruf, der verlangte, durch ganz Deutschland zu reisen mit einer regelmäßigen Arbeitszeit von 12–14 Stunden pro Tag.

Als der Vater schließlich mit seiner Lebensgefährtin eingezogen war, verstarb er ein Dreiviertel Jahr später. Das Vermögen wurde unter meinen Geschwistern aufgeteilt, jeder wollte mehr haben als der andere. Ich verzichtete auf meinen Teil, aber habe fürchterlichen Stress gehabt. Ich war vom Ärger total besetzt.

Als der Vater gestorben war, wollte die Lebensgefährtin keine Miete mehr zahlen. Ich musste wieder mit ihr prozessieren, das ging bis zum Oberlandesgericht. Ich habe Recht bekommen, sie musste nachbezahlen und zog aus. Der nächste Mieter stellte wiederum Ansprüche und zahlte vorübergehend seine Miete nicht. Ich musste dann alles zahlen. Hätte ich dieses Haus nur nie gebaut.

Beruflich gab es Ärger. Ich hatte einen selbstherrlichen Chef. Ich war viel länger im Job als er, aber es kam zu oft demütigenden und kränkenden Auseinandersetzungen. Eins kam zum anderen, ich hatte keine Erholung mehr, schlief schlecht, konnte keinen Sport mehr machen, hatte beruflich und privat nur Ärger und merkte, wie ich langsam kaputt ging. Ich war häufig krank, hatte keine Kraft mehr und mein persönliches Leben und Freizeiterleben schrumpfte gegen Null. Wo früher mal Freude war, war jetzt nur noch Verbitterung.

Wandel und Veränderung durch Krankheit. War das auch für Sie ein Thema?

Ich habe mich komplett geändert: Ärger kann mir nichts mehr anhaben. Ich weiche dem Stress einfach aus. Diskutiere nicht mehr. Ich will keinen Stress mehr haben, auch beim Autofahren. Hätte ich früher ungeduldig auf eine Überholmöglichkeit gewartet, fahre ich heute einfach hinter einem langsamen Auto her und guck mir die Gegend an. Es ist alles anders geworden. Ich gönne mir was. Ich lache viel mehr als früher. Meine Werte und Einstellungen haben sich ziemlich verändert. War ich früher schnell auf 150, lasse ich heute mal fünf gerade sein.

Da will ich Ihnen ein Beispiel erzählen: Am Sonntag ruft der Schwager meiner Frau an und erzählt, dass sie drei Tage nach Paris fahren wollen. Da sagt meine Frau, wäre das schön, wenn wir da mitfahren könnten. Sie guckt mich an, ich überlege kurz und nicke und da sind wir tatsächlich mitgefahren. Meine Frau wollte es nicht glauben, dass ich zu einem solchen spontanen Entschluss fähig war. Sie war sprachlos, das wäre früher nie passiert. Wir hatten übrigens drei wunderschöne Tage, es war gutes Wetter in Paris, harmonische Stimmung. Ich mach das jetzt einfach. Ich bin da viel spontaner und mir persönlich näher gekommen.

Ich habe soviel nachzuholen. Ich habe soviel versäumt. Ich war jahrzehntelang in Stress und Arbeit, wollte alles gut machen, wollte als richtig machen, machte alles hundertfünfzigprozentig und habe mich selbst vergessen. Ich hatte keine Zeit, keine Lust für irgendetwas. Ich war fertig, erschöpft. Hatte vor der Erkrankung mehrmals am Steuer den sogenannten Sekundenschlaf. Das ist alles anders. Heute sorge ich für mich, heute nehme ich mich selbst als wertvoll wahr und sag »Ja« zu den Dingen, die sind. Ich glaube, ich habe eine Berechtigung dafür.

Haben sich Ihre Beziehungen geändert?

 Die Beziehung zu meiner Frau ist einfühlsamer geworden. Ich habe überhaupt mehr und offenere Beziehungen. Ich finde leichter Kontakt, wo ich mich früher eher verschlossen hätte. Ich gehe fröhlicher durchs Leben und nicht mehr so kritisch wie früher. Ich bin heute akzeptierender, das merke ich an mir selbst und das merken auch meine Gegenüber.

Manche berichten, ihre Einstellung zu Gott habe sich verändert?

 Ich gehe häufiger in die Kirche, das merke ich wohl. Habe ich früher Kirchen von innen photographiert, so schaue ich mir heute eine Kirche wirklich an. Ich gucke mir die Bilder oder die Statuen an und sehe Ihnen ins Gesicht. Ich spüre dem Ausdruck nach. Was ich früher durch die Linse sah, sehe ich jetzt durch meine Augen.

Wie schätzen Sie Ihre jetzige gesundheitliche Lage ein?

Mir geht es so gut wie nie. Ich bin ausgeglichen mit meiner Familie zusammen, fühle mich pudelwohl. Spreche mich häufig beim Vornamen an und merke, dass sich der Richard gut fühlt, gesund ist. Das was ich da merke, kommt von innen.

Und worauf führen Sie Ihre jetzige gesundheitliche Lage hauptsächlich zurück?

Zu einem Großteil hat mir die Psychotherapie geholfen, über das Leben nachzudenken. Beim Erzählen meiner Lebensgeschichte sind Dinge zum Vorschein gekommen, an die ich gar nicht mehr gedacht habe. Details, die ich längst vergessen hatte. Das hat mich doch sehr nachdenklich gemacht. Die Art, wie man behandelt wird, wie man sich selbst dann behandelt. Worauf ich früher geachtet habe und worauf ich jetzt selbst achte, ist schon beeindruckend.

Meine Navigation hat sich völlig verändert: War ich früher besetzt von den äußerlichen Erfordernissen, bin ich heute ziemlich auf mich fokussiert, auf meine Bedürfnisse, auf mein Befinden und auf meine engen Beziehungen. Dazu ernähre ich mich bewusst und treibe meinen Sport. Der Medizin bin ich im Nachhinein dankbar. Anfangs war ich enttäuscht, verwirrt, oft allein gelassen, orientierungslos. Die letzten behandelnden Ärzte haben mir jedoch ein gewisses Vertrauen in die Medizin zurückgegeben, aber ich muss betonen, ohne meinen eigenen Aktivismus, ohne mein oft zähes aggressives Nachfragen hätte ich von dieser Medizin nicht profitieren können. Ich wäre sicher vorher verstorben.

Selbstfürsorge und Identifikation

Was meinen Sie denn damit? Bin ich im Inneren denn ein Pflegefall, wenn ich mich fürsorglich um mich kümmern soll?

 Manche sehen sich so. Sie sprechen sogar von Missachtung und Ausbeutung der eigenen Person in der Vergangenheit. Jedenfalls habe man sich wenig fürsorglich sich selbst gegenüber verhalten. Ein Bild verdeutlicht das: »Früher« – so eine Patientin – »hatte ich meine Antennen ständig nach außen gerichtet, sorgte mich um andere, fühlte, was andere fühlten und stellte instinktiv Bedingungen her, die es anderen angenehm machten. Ich kannte die Bedürfnisse anderer oder meines Partners besser als er selbst. Heute beginne ich diese Antennen einzuziehen und mehr nach innen zu richten, in mich hinein zu horchen und die Signale zu registrieren, die aus mir kommen.« Dieses Beispiel steht für eine neue Form der Wertschätzung.

Es ist für mich tatsächlich neu, mich um mich selbst zu sorgen. Bisher habe ich meine Aufgaben anders gesehen.

 Sie merken, wie es der Krankheit bedurfte, dass ein solcher Richtungswechsel zustande kam. Ich warne jedoch: Machen Sie nicht den Fehler, sich dann für einen Egoisten zu halten, wenn Sie selbstfürsorglicher werden. Die Interviews zeigen uns den Weg: Sie rücken lediglich vom Pol der übermäßigen Außensteuerung etwas mehr weg und mehr zur Mitte hin, zu sich selbst. Das ist gesund. Das ist auch ethisch zu rechtfertigen: »Liebe deinen Nächsten wie dich selbst.« Ungesund ist es sicher, sich nur um sich zu zentrieren und die Belange Ihrer wichtigen Mitmenschen oder der Gesellschaft überhaupt nicht mehr im Blick zu haben.

Okay, das ist die Richtung, ich habe verstanden. Gibt es denn konkrete Hilfen auf dem Weg zur besseren Selbstfürsorge?

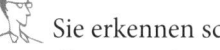 Sie erkennen schneller was Ihnen schadet:

- Selbstmissachtung
- Selbstverbiegung durch übergroße Anpassung
- Selbstverwahrlosung durch mangelnde eigene Kultivierung
- Selbstunterdrückung durch zu großen Gehorsam den Konventionen gegenüber
- ständige Kritik an sich und die Suche nach eigener Schuld, wenn etwas missrät.

Alles ist als bewusste Form von Selbstwahrnehmung zu betrachten. Dann zu erkennen, wo etwas übertrieben und unterentwickelt ist und das dann zu verändern, sind wichtige Schritte zur Selbstfürsorge.

Sie bleiben mir immer noch zu sehr beim Abbau von Schädlichem, gibt es denn auch ausgesprochen Nützliches auf dem Weg?

Aufmerksamkeit, Beachtung und Respekt sich selbst gegenüber sind Grundvoraussetzungen eines positiven Lernprozesses. Dann können Sie lernen, Lob anzunehmen, sich selbst zu loben und über sich Freude zu haben, wenn etwas gelingt. Stolz auf sich zu sein wie auf Ihr Kind. Den eigenen Rhythmus, den persönlichen Geschmack erkennen, zugeben und ihm folgen so gut es geht. Talente sehen und sich selbst zum Projekt der Förderung und Kultivierung machen.

Bin ich Student, dass ich alles lernen soll und kann?

Ja, werden Sie wieder Schüler, sehen Sie sich selbst als Lernenden. Ihre »Software«, also Einstellungen, Bewertungen und Haltungen, werden von Ihnen selbst überprüft, und diese können sie ändern. Sich dabei zu beobachten, zu erproben und die Eindrücke auszuwerten, gelingt gut, wenn Sie Schüler sind und das Neulernen als Ihre Aufgabe betrachten. Ein Trost noch: Schüler sein und lernen können heißt auch jung zu sein.

Ich muss lernen, »Nein« sagen zu können und »Ja« zu sagen?

Das Selbst gibt klare Ansagen: Ja oder Nein. Das fordert förmlich von Ihnen ein klares Bekenntnis. Viele Betroffene bemühen sich, »Nein« sagen zu können. Genauso wichtig, wenn nicht wichtiger für das Selbst ist es, Ja zu sagen: Zu den Lebensbedingungen, die zu uns passen.

Meinen Sie das mit Identifikation?

Ja, es ist ein enorm kraftvoller Prozess, sich mit etwas zu identifizieren, was uns wichtig ist. Wir stellen beispielsweise in der Psychotherapie sechs Fragen:

1. Identifizieren Sie sich mit sich Selbst (Ihrem Äußeren, Ihren Talenten, Ihren Defiziten, Ihrem Charakter)?
2. Identifizieren Sie sich mit der Beziehung, in der Sie leben?
3. Identifizieren Sie sich mit dem Ort, an dem Sie leben?
4. Identifizieren Sie sich mit der Aufgabe im Beruf, die Sie haben?
5. Identifizieren Sie sich mit der Rolle in der Familie, die Sie haben?
6. Identifizieren Sie sich mit Ihrer familiären Herkunft?

Wir lassen den Grad der jeweiligen Identifizierung auf einer Skala von 0 (überhaupt keine Identifizierung) über 50 (unentschieden) bis 100 (ganz starke Identifizierung) einschätzen.

Liegen Sie in der Selbsteinschätzung bei 0–50, sind Überprüfungen in diesem Bereich fällig. Liegen Sie bei über 50 bis 100, spüren Sie förmlich die Kraft, die aus der Identifizierung mit dem Sinnhaften kommt.

Sie meinen wirkliche Kraft?

Die Kraft, die Sie zum Gesundwerden brauchen, oder, wenn Sie nicht mehr ganz gesund werden können, die Kraft, die Sie als Widerstand gegen die Krankheit brauchen. Sie kommt von innen. Das Selbst reagiert auf Sinnhaftes. Was uns Sinn macht, lohnt jede Anstrengung. Etwas mit ganzem Herzen zu wollen und sich dazu zu bekennen ist ein kraftvoller Vorgang. Im Außen das zu leben, wofür wir uns im Inneren entschieden haben, ist Kern der sogenannten Identität.

Man könnte doch auch von Reifung und Charakterbildung sprechen.

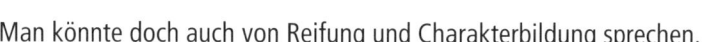 Jedenfalls vom inneren Wachstum. Das Selbst wächst durch Wissen um sich, Achtung vor sich, Glauben an sich und Vertrauen in sich. Es erhält sich durch Fürsorge.

Sie machen dem Selbst geradezu eine Liebeserklärung.

Solange Sie gesund sind und alles läuft, macht das Selbst still seinen Job. Wie sehr Sie es brauchen, merken Sie erst, wenn Sie in Krisen kommen. Sicher merken Sie es auch in der Liebe. Die Liebe eines anderen kann uns aufmerksam auf uns selbst machen. Sie nehmen sich wahr und erkennen sich besser durch die liebenden Augen eines anderen. Sie können sich selbst zu sehen beginnen.

Literatur:

Potreck-Rose F. Von der Freude, den Selbstwert zu stärken. Stuttgart: Klett-Cotta 2006.
Reuter E, Schneider B. Arbeit am Selbst als Kernstück einer Selbstmanagementtherapie bei Krebskranken. Forum Psychotherapeutische Praxis 2005; 5: 162–71.

Tobias E., 55 Jahre
verheiratet, 2 Kinder, Lagerarbeiter
Erstdiagnose mit 51 Jahren:
Prostata-CA und Rezidiv

Sie erinnern sich noch, wie Sie erstmalig mit der Erkrankung in Berührung gekommen sind?

Ja, das weiß ich noch genau. Ich war beim Hausarzt, die Sprechstundenhilfe fragte, ob auch der PSA-Wert abgeleitet werden sollte, ich müsse aber 15 € dafür bezahlen. Ich hatte noch nie etwas davon gehört, habe dann aber ja gesagt, weil ich dachte, 15 €, das geht ja noch. Damit kam der Stein ins Rollen. Der Hausarzt sagte mir später, der PSA-Wert wäre ein bisschen erhöht, er wolle mich zum Urologen überweisen. Der hat den Wert dann noch einmal abgenommen, er war wieder erhöht. Er meinte dann, warten wir zwei Monate, und hat dann noch einmal eine Messung vorgenommen. Als der Wert wieder erhöht war, hat er mich abgetastet, aber nichts gefunden und dann gemeint, lassen wir doch eine Biopsie machen. Das Ergebnis der Biopsie war dann: Prostata-CA im Anfangsstadium.

Na ja, Sie erzählen das alles so, wie fühlten Sie sich denn in dieser Zeit?

Also, ich fand das nicht so schön. Der Urologe hatte mich zu Hause angerufen und mir am Telefon alles erzählt. Ich war ganz allein und stand unter Schock. Ich habe ihn gefragt: »Herr Doktor, ist das tödlich?«, »Nein«, sagte er, »daran brauchen wir jetzt nicht zu denken, es ist im Anfangstadium«. Ich solle noch in die Praxis kommen und auch meine Frau mitbringen.

Ich weiß noch, wie ich mich fühlte. Ich war völlig niedergeschlagen, habe zwei- bis dreimal tief geatmet und dann geheult. Ich bin dann in die Küche gerannt, dort saß meine Frau. Ich habe es ihr erzählt, sie hat auch geheult. Meine Tochter war dabei, die hat auch geheult.

Nach drei bis vier Tagen ließ der Schock allmählich nach, und als wir beim Arzt waren, war es dann für mich klarer, damit wurde ich ruhiger.

142

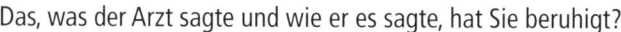

Das, was der Arzt sagte und wie er es sagte, hat Sie beruhigt?

Ja, er hat mir das genauer erklärt. Es handele sich eben um eine Art Anfangsstadium des Prostata-Krebs und es gäbe da Möglichkeiten. Da haben wir miteinander die verschiedenen Möglichkeiten durchgesprochen. Er hat mir zu einer radikalen Entfernung der Prostata geraten.

Dann haben wir ausführlich darüber gesprochen, wo eine solche Operation durchzuführen wäre. Der Arzt empfahl ein großes Zentrum, und auf meine Frage hin, ob er es denn hier in seinem Krankenhaus auch schon gemacht habe, hat er dann gesagt, ja, das habe er auch schon gemacht.

Ich fragte, wie denn die Risiken seien, wenn ich das woanders in einem größeren Zentrum oder doch hier am Heimatort machen ließe?

Er gab darauf eigentlich Antworten, die mich beruhigten, und ich habe bei der Entscheidung für das Krankenhaus den Heimatort gewählt. Im Nachhinein war ich sehr zufrieden. Ich habe vier Wochen im Krankenhaus gelegen, davon eine Woche auf Intensiv. Aber als ich nach Hause kam, war ich schon zu 95 % »trocken« (als Gegensatz zu inkontinent, Anm. d. Red.).

Das ist nicht bei jedem der Fall. Worauf führen Sie das zurück? Wie erklären Sie sich das?

Ja, das weiß ich auch nicht so genau, vielleicht war es die Operationsmethode, vielleicht habe ich auch so gut darauf reagiert. Es ist ja auch immer Sache des Patienten, wie er reagiert. Ich bin dann in die Reha gegangen, das war gut, das hat mir so geholfen. Es gab da auch Erklärungen zu den sogenannten Feinarbeiten, wie man den Urin länger halten kann usw.

Als ich dann nach Hause kam habe ich relativ schnell wieder gearbeitet, vielleicht zu schnell. Bin stundenweise nach dem Hamburger Modell wieder eingestiegen, aber war anfangs fix und fertig. Das war zu schnell, ich hatte überhaupt keine Kraft.

Wie war denn der weitere Verlauf des Krankheitsgeschehens bzw. der Erkrankung?

Anfang 2007, also knapp 3 Jahre nach der Erstdiagnose, kam es zur Situation, dass sich die Tumormarker, die regelmäßig kontrolliert wurden, allmählich erhöhten. Zwar nur sehr leicht, aber sie erhöhten sich ständig und der Urologe riet mir schließlich zu handeln. Er schlug vor zu bestrahlen.

Konnte man denn etwas, das irgendwo gewachsen war, ertasten oder im CT sehen?

Eben nicht, es sei zu klein, das könne man im CT nicht erfassen. Deswegen könne man sich nur nach den Tumormarkern richten, meinte der Arzt, und auch der Strahlentherapeut schloss sich der Aussage an.

Ich habe mich überall erkundigt, habe bei der Selbsthilfegruppe angerufen, war im Internet, habe das innerhalb der Psychotherapie besprochen und habe mich schließlich dazu entschlossen, mich tatsächlich bestrahlen zu lassen. Ich habe dann den Strahlentherapeut Herrn Prof. F. gefragt: »Wenn denn Prostata-Krebs wiederkommt, kommt er doch oft an anderen Stellen, in den Knochen zum Beispiel, und dann sind die Tumormarker erhöht, weil er woanders auftaucht. Warum soll dann erneut untenrum bestrahlt werden? Was ist, wenn da gar nichts ist und ich etwas in den Knochen, also ganz woanders habe?« Da meinte der Professor: »Ja, dann haben Sie Pech gehabt.«

Das hat mich tief getroffen. Man will doch mit 53 Jahren nicht einfach nur Pech haben. Das ist mir monatelang nachgegangen. Ich wurde dann auf Verdacht hin bestrahlt. Bis zur dreißigsten Bestrahlung ging das ganz gut, ab der dreißigsten war es die Hölle. In den After wurde ein Ballon reingeschoben, ich hatte oft höllische Schmerzen, auch später beim Stuhlgang. Ich musste ja Stuhlgang haben. Da kamen mir die Tränen, weil ich solche Schmerzen hatte. Es kam schließlich zu einer Darmspiegelung, die war aber ohne Befund. Die Schmerzen waren immer noch da. Ich sagte zu meiner Frau, ich breche hier ab. Habe es aber dann doch durchgehalten. Eine Woche nach Ende dieser Bestrahlung waren die Schmerzen weg und dann ging es mir eigentlich stetig besser.

Manche Patienten mit Prostata-CA fürchten die Operation wegen der Folgen. Sie haben Angst, dass sie inkontinent bleiben und dass die Sexualität betroffen ist.

Ja, die Sexualität ist vorbei. Das ist mir schon damals gesagt worden. Die Nerven seien durchtrennt, es könne nicht mehr zu einer Erektion kommen und auch der Transport der Samenflüssigkeit sei nicht mehr möglich. Es gäbe natürlich Hilfsmittel. Keines dieser Hilfsmittel hat mir zugesagt. Ich habe mich mit meiner Frau zusammengesetzt. Wir haben lange miteinander gesprochen. Jetzt kuscheln wir eben.

Mit der Inkontinenz habe ich keine großen Probleme gehabt. Ein halbes Jahr nach der Operation war ich eigentlich komplett trocken. Ich leide aber bis heute unter vermehrten Harndrang, manchmal muss ich zehn bis fünfzehn Mal zur Toilette. Aber das ist nicht so schlimm, das nehme ich in Kauf. Anderen geht es da schlechter.

Worauf führen Sie die Erkrankung denn eigentlich zurück? Die meisten Menschen, die von Krebs betroffen sind, versuchen sich die Erkrankung zu erklären, bringen sie in Zusammenhänge.

Oh, oh, ich habe mir immer Gedanken gemacht. Ich habe mit Ärzten gesprochen. Da kam häufig die Frage, wie es denn in der Familie sei. Ja, vier Familienmitglieder sind an verschiedenen Krebsarten erkrankt. Ich denke heute, vielleicht ist es erblich. Der Hausarzt sagte, Männer ab 50 können das bekommen. Aber wenn ich das alles zusammenfasse, würde ich so sagen, ich tendiere dazu, dass mein Prostata-Krebs irgendwie erblich bedingt ist.

Manche Menschen berichten von Wandel und Veränderung in der Person nach einer Krebserkrankung. Sie bemerken, dass sie anders denken, anders fühlen, andere Einstellungen bekommen. Können Sie irgendetwas dazu sagen?

Ich würde sagen, seit der Diagnose Krebs ist ganz stark etwas aufgetreten, was früher nicht da war: Ich genieße das Leben jetzt mehr. Ich will mir nicht mehr die Frage stellen: »Tobias, du gehst jeden Tag zur Arbeit, aber was hast du von deinem Leben?« Ich will nicht nur leben, um zu arbeiten. Ich war früher ständig mit der Arbeit unterwegs, äußerlich und innerlich. Ich habe auch meine Arbeitskollegen in der letzten Zeit beobachtet, wie die so denken, und habe gemerkt, die machen die Arbeit längst nicht so hektisch wie ich. Ich wurde ja von der Arbeit total gefangengenommen.

Ich würde sagen, nach der Zweiterkrankung und nach der Bestrahlung hat es bei mir Klick gemacht. Ich habe mir gesagt, »Tobias, so darfst du das nicht mehr machen«.

Sie sprechen also vom Erleben auf der Arbeitsstelle. Gibt es denn auch Veränderungen außerhalb der Arbeit, die Sie registrieren?

Ja, natürlich. Ich gehe zum Beispiel mit meiner Frau regelmäßig ins Café frühstücken, oft auch in der Woche. Das ist für uns beide Luxus. Das genießen wir sehr. Das hätten wir früher nicht getan.

Ich bin in der Kindheit immer unterdrückt worden, nicht nur ich, sondern auch meine Geschwister. Ich habe gestottert, zwei meiner Brüder haben gestottert. Es hieß immer: »Tobias geh weg, du kannst das nicht!«

Mein Sprachfehler, den ich bis vor einem Jahr hatte, führte dazu, dass ich kaum etwas Vernünftiges erzählen konnte. Ich war eigentlich immer stumm. Früher in der Schule, das weiß ich noch, war ich Außenseiter auf dem Schulhof. Während andere miteinander spielten und erzählten, ging ich alleine für mich spazieren. Ich wurde immer gehänselt. Bei der Bundeswehr, das weiß ich auch noch, fragte mich ein Unteroffizier: »Gefreiter E., was machen Sie, wenn Sie jemand Fremdes über den Zaun des Bundeswehrgeländes klettern sehen? Was rufen Sie ihm zu?«

Da ich kaum sprechen konnte, hieß es dann sofort von den anderen Kameraden: »Eh der Tobias was gesagt hat, ist der schon längst wieder weg«. So war das eben. Ich habe mir schließlich gesagt, wenn du nicht sprichst, kannst du nichts verkehrt machen. Ich musste mir immer mit Tricks helfen, das A und das E waren meine Hauptfeinde. Das war beim Zählen die »eins« oder die »elf«, und überall wird ja gezählt in der Welt, und immer muss man irgendetwas mit »a« oder »e« sagen. Ich habe mir heimlich Ersatzworte vorgesprochen oder habe andere Tricks angewendet, nur um diesen Stolpersteinen zu entgehen. Aber im Grunde genommen habe ich nichts gesagt und mich zurückgezogen. Ich war der stumme Tobias.

Das ist jetzt völlig anders geworden, da hat mir die Therapie natürlich sehr geholfen. Irgendetwas, was sich in mir verändert hat, hat auch mein Sprechen verändert. Ich habe irgendwie meine Angst verloren vor dem Anschlagen, und es begann dann etwas, was völlig neu war. Durch das Verlieren der Angst habe ich mehr gesprochen und habe anfangs angeschlagen. Später bemerkte ich, dass ich immer weniger anschlug und habe dann immer mehr gesprochen. Ich will nicht sagen, dass ich heute zum Redner geworden bin, aber es ist alles ganz anders.

Sie meinen, auch in der Familie?

 Ja, ich habe jetzt eine Meinung zu Vielem. Meine Kinder merken das. Das ist nicht immer angenehm für sie. Meine Frau sagt: »Tobias, ich erkenne dich manchmal gar nicht wieder.« Sie meint das aber anerkennend. Hat sie früher im Restaurant immer bestellt, bestelle ich heute selbst. Kürzlich fragte mich mein Therapeut, ob ich mal über mein Leben nach der Krebserkrankung in einem Workshop berichten wolle. Ich habe dann ja gesagt, das hätte ich früher natürlich nie getan, nicht nur, dass ich sprechen soll, sondern auch noch vor anderen und dann noch über mich. Manchmal kann ich es selbst nicht glauben.

Auch die Therapeutin in der Reha, in der ich zum zweiten Mal war, meinte, das ist ja unglaublich, dass jemand vierzig/fünfzig Jahre lang stottere und hinterher spreche er völlig frei und bemerke es gar nicht mehr. Ja, da hat sich viel in mir getan.

Ist das auch bei der Arbeit sichtbar geworden? Merken das auch Ihre Kollegen?

Ja, natürlich. Heute rede ich mit den Arbeitskollegen und die mit mir. Früher hatte ich oft das Gefühl, die übersehen mich, ich bin irgendwie unsichtbar. Ich habe sogar Vorschläge gemacht, wie das im Lager anders sein könnte, und da merke ich, das wird aufgegriffen und richtig diskutiert. Also, das ist ganz anders geworden. Manchmal schlagen mir Leute auf die Schulter.

Und außerhalb der Arbeitssituation? Im Ort, in der Nachbarschaft? Was ist anders?

Mit den Nachbarn rede ich jetzt, früher habe ich das nicht getan, da bin ich mit gesenktem Haupt in meine Wohnung geschlichen. Ich will zwar heute keine Beziehungen oder engeren Kontakt, aber ich fühle mich doch wohl, wenn man miteinander spricht und wenn ich mich für den anderen interessiere und der für mich. Dass man hin und wieder miteinander grillt und sich nach dem anderen erkundigt.

Oder wenn ich mit meiner Frau und dem Hund durch den Ort gehe. Ich merke, wie andere den Kontakt suchen und auch ich den Kontakt suche. Das ist ein himmelweiter Unterschied zu früher.

Sie beschreiben einen ziemlichen Umbau ihrer Person, der sich eben auch im freieren Sprechen äußert und den auch andere bemerken –Ihre Frau sagt, sie kennt Sie gar nicht wieder. Wie ist das zu verstehen?

Ja, ich habe mich vom Wesen her verändert. Ich habe mir zum Beispiel jetzt eine Halskette gekauft. Ich sorge mehr für mich. Ich überlege, was will ich und wonach ist mir, und dann versuche ich zu sehen, ob ich das auch umsetzen kann, und ich gehe irgendwie ganz anders mit mir um. Oder ich hatte die Idee, mir eine Brieffreundschaft im Internet zu suchen. Ich habe das meiner Frau erzählt und ihr gesagt, sie brauche keine Angst zu haben. Ich habe auch eine Brieffreundin gefunden. Wir konnten uns Briefe schreiben, so zum Beispiel, wie sie groß geworden ist, wie ich groß geworden bin. Ich hatte das Gefühl, ich brauchte jemanden, mit dem ich häufig einfach mal spreche und bei dem ich mich auch danach erkundige, wie es ihm geht. Ich habe einfach das Bedürfnis danach gehabt und habe das dann getan. Das war auch eine gute Sache, aber jetzt seit zwei Wochen ist das nicht mehr. Die Brieffreundin hat den Kontakt abgebrochen. Sie hat wohl gemeint, ich wolle mehr von ihr. Aber das wollte ich wirklich nicht, das war ein Missverständnis.

> Gibt es eine besondere Geschichte zu Angst und Mut? Manche Menschen, die einmal richtig Angst in ihrem Leben gehabt haben, berichten, dass sie mehr Mut bekommen haben.

Ja, da kann ich vielleicht eine kleine Geschichte erzählen, die handelt auch wieder von meiner Arbeitsstelle: Das war eine der Unterhaltungen über ein Problem, das wieder aufgetreten war, und der Vorgesetzte hatte mich angesprochen mit der Bemerkung: »Herr E., wir arbeiten hier nach DIN-Norm ISO 2001«. Da habe ich ihn spontan ausgelacht. Ich habe gesagt:»Ja, wir haben zwar das Zertifikat, aber wir arbeiten doch nicht danach.« Das hätte ich mich früher nie getraut. Im Nachhinein habe ich noch einen Schreck bekommen, was da einfach so spontan aus mir raus gekommen ist.

> Wie beurteilen Sie eigentlich ihre jetzige gesundheitliche Lage?

Mir geht es körperlich gut. Bis auf den Harndrang, der sehr häufig ist, bin ich sehr zufrieden. Auch meine Kräfte sind wiedergekommen. Ich bin froh, dass ich meine Arbeit machen kann und dass ich so leben kann, wie ich will.

> Worauf führen Sie denn Ihre jetzige gesundheitliche Lage zurück? Was hat Ihnen am meisten geholfen?

Das kann ich ganz eindeutig sagen, das sind zwei Dinge: Einmal, dass ich mir nach der Zweiterkrankung mehr Zeit genommen habe, um mich zu erholen. Das waren acht Monate. Ich arbeite jetzt wieder seit einigen Monaten, und ich merke, ich kann das und bin gut drauf und die Arbeit geht mir gut von der Hand. Ich war früher zu schnell in der Arbeit, war fix und fertig abends. Natürlich war ich auch irgendwie noch in der alten inneren Fassung.

Das kommt vielleicht dazu, und das ist der zweite Punkt: Die Psychotherapie hat mir enorm geholfen, mich freier zu machen. Der Therapeut hat das irgendwie hingekriegt, mir zu verdeutlichen, dass mein Gefühl, das ich von mir habe, auch in meiner äußeren Gestalt und meiner Ausstrahlung sichtbar wird, und dass es sozusagen zu einem Echo auch bei den anderen führt, mich zu übersehen oder mich gar nicht zu beachten, geschweige denn mit mir zu sprechen. Und dass ich irgendwie noch in meiner Kindheit steckengeblieben bin.

Wir konnten das dann irgendwie so besprechen, dass ich anfing daran zu arbeiten, über mich nachzudenken und mein Verhalten zu beobachten. Das führte letztlich dazu, dass ich so frei geworden bin, wie ich das oben schon beschrieben habe. Auch die ganze Krankheit und die Umstände, mit denen ich Umgang finden musste, haben dazu beigetragen. Ich merke, ich habe jetzt eine ganz andere Ausstrahlung und das gibt ein ganz anderes Echo. Alles hat sich geändert. Das Wichtigste bei mir selbst.

Im Schlechten Gutes sehen

Sie meinen, ich könnte trotz meiner Erkrankung Vorteile für mein Leben entdecken?

Bleiben wir bei dem, was wir wissen: Befragt man Menschen, die schlimme Krisen, Erkrankungen oder Katastrophen überstanden haben, berichten erstaunlich viele über einen Gewinn im Leben, der sich – für sie selbst überraschend – eingestellt hat. Ein verstärktes Empfinden von Sinn, Aufgabe, persönlichen Zielen und Werten. Alles auf das ganz eigene Leben bezogen. Viele berichten über eine regelrechte Dankbarkeit, die Krise nicht nur überstanden, sondern überhaupt erlebt zu haben. Wir wissen das von Überlebenden von Flugzeugkatastrophen, Naturereignissen, Kriegen und schweren Krankheiten.

Das geht aber nur, wenn ich es gut überstanden habe und nicht untergegangen bin.

Das Leben ist gefährlich. Vielleicht wird das schnell vergessen, wenn uns Jahrzehnte lang kein Krieg, Hunger, Epidemien oder Naturkatastrophen heimgesucht haben. Schlimme Krankheit wird dann als die größte Gefahr für das Leben erlebt. Gefahren schärfen jedoch stets das Bewusstsein für eigene Stärke, für Widerstand, für Dankbarkeit über Hilfe und gegenüber den Helfern um uns herum.

Ganze Romane oder Filme nehmen ihren Stoff aus dem Erleben und Bewältigen von Krisen. Starke Frauen, starke Männer sind genau deswegen stark geworden. Es bildet sich eine »Muskulatur der Seele« dann, wenn es brennt und wir das Haus wieder aufbauen müssen, nicht, wenn alles glatt läuft.

Sie sprechen von einem allgemeinen, quasi automatisch in der Krise schon einsetzenden Prozess?

Das ist sicher differenzierter zu sehen: Ohne dass wir den Vorgang bewusst merken, beurteilen wir, ob wir der Gefahr etwas entgegensetzen können. Dabei greifen wir auf die Erfahrung mit der Bewältigung früherer Krisen zurück und schätzen sowohl die Stärke der Gefahr als auch die unserer eigenen Möglichkeiten ab. Können wir auf eigene Ressourcen, die wir schon einmal erprobt haben, zurückgreifen und haben wir Helfer, bleiben wir handlungsfähig und behalten die persönliche Kontrolle über das, was mit uns geschieht, oder gewinnen diese schnell wieder. Können wir eine Krankheit irgendwie verstehen, sie im weitesten Sinne als sinnvoll (oder gar lehrreich) empfinden, ist das noch besser.

Das setzt zunächst einmal Akzeptanz der Krankheit und der Krise, die sie in mir verursacht hat, voraus.

Akzeptanz dessen, was ist, ist Voraussetzung für den Prozess, der folgt. Krank werden kann jeder. Eine gewisse Demut der Unterordnung der eigenen Macht Größerem und Stärkerem gegenüber ist ein wohlbekanntes Durchgangsstadium des Krisenerlebens. Später kommt dann die Perspektive, Gutes im Schlechten sehen zu können.

Mich stört irgendwie, dass Sie diesem inneren Prozess so eine Allgemeingültigkeit zuschreiben – als wenn das regelhaft bei jedem einträte.

Manche Wissenschaftler, die die innerpsychischen Vorgänge Betroffener beim Gesundwerden erforscht haben, glauben, nur einige können das. Wir sehen eher, dass es viele können. Jedenfalls dann, wenn diese innere Bewältigungsprozesse und Ressourcen des Betroffenen stärker in den Mittelpunkt gerückt werden. Von den Betroffenen selbst und von uns als Behandlern.

Sie meinen nicht nur den Krebs zu sehen und die Gefahr, die von ihm ausgeht, sondern das, was wir dagegen setzen können?

Ja, die Gefahr und gleichzeitig die Möglichkeiten, die ich selbst habe, damit fertig zu werden. Krebs ist kein Schnupfen, man kann daran sterben.

Krebs ist aber auch nicht in jedem Fall eine tödlich ausgehende Erkrankung. Hier gilt es Unterschiede zu machen und genauer hinzusehen. Die Gefahr geht auch nicht nur von der Krebserkrankung direkt aus, die ist heutzutage oft gut behandelbar. Bei der Einschätzung der Gefahr liegt die Schwierigkeit darin, dass wir die Krebserkrankung für einen unbekannten Feind halten, der auch später im Leben wieder auftauchen kann. Stirbt ein Mensch an Krebs, stirbt er in den seltensten Fällen am erstdiagnostizierten Tumorgeschehen. Er stirbt an Metastasen, die oft Jahre später in vom Ursprungsort weit entfernten Organen auftauchen können. Diese Möglichkeit auszuschließen dürfen wir von der medizinischen Erstbehandlung nicht verlangen. Hier sind wir späterhin selbst gefragt. Hier zählen die Lebensumstände, der Lebensstil nach der Krankheit, die innere Navigation, Schädliches zu meiden und Nützliches zu suchen.

> Also dürfen wir uns nicht nur auf Hilfe von außen, auf medizinischen Behandlungen oder allmähliche Erholung verlassen?

In den meisten Interviews wird der Nutzen solcher Hilfe von außen recht abgewogen erwähnt. Einen guten Arzt zu haben, eine abgewogene medizinische Behandlung, auch wenn sie selbst eine schwere Belastung mit sich bringt, ist sinnvoll und wird von den meisten Betroffenen auch als sinnvoll erachtet. Die entscheidende Hilfe wird jedoch genau in den inneren Wandlungsprozessen gesehen. Hier ist auch der Stolz über die eigene Kraft angesiedelt, den Richtungen zu folgen, die wir nun korrigierter einschlagen.

> Dieser Stolz, Krisen bewältigt zu haben, trägt länger als die Krise dauert?

Er trägt ein Leben lang und gilt als Fundament, auch andere Krisen meistern zu können. Es gibt den passenden Satz, dass wir zum Gesundwerden zwei Ärzte benötigen: Einen von außen, einen von innen. Den äußeren gilt es zu suchen, den inneren zu entdecken.

> Er ist in jedem vorhanden?

Ja, sicherlich und er kann als guter Kollege des äußeren Arztes gelten. Wir können ihn in uns wahrnehmen und die beiden miteinander bekannt machen.

Literatur:

Antonovsky A. Salutogenese: Zur Entmystifizierung der Gesundheit. Franke A (Hrsg). Tübingen: Dgvt1997.

Dorn A, Wollenschein M, Rohde A. Psychologische Therapie bei Brustkrebs. Köln: Deutscher Ärzteverlag 2006.

Helgeson VS et.al. A meta-analytic review of benefit finding and growth. Journal of consulting and clinical psychology 2006; 74 (5): 797–816.

Lorenz R. Salutogenese. München, Basel: Reinhardt 2004.

McGowan K. Wenn das Leben auseinanderfällt. Psychologie heute 2007; 10: 20–7.

Mohamed NE, Böhmer S. Die deutsche Version der Benefit Finding Skala: Ihre psychometrische Eigenschaft bei Tumorpatienten. Zeitschrift für medizinische Psychologie 2004; 13: 85–91.

Tedeschi RG, Calhoun LG. Posttraumatic growth: conceptual foundations and empirical evidence. Psychological Inquiry 2004; 15 (1): 1–18.

Weiss T. Posttraumatic growth in women with breast cancer and their husbands: an intersubjective validation study. Journal of Psychosocial Oncology 2002; 20 (2): 65–80.

Veronika F., 59 Jahre
verheiratet, 2 Kinder, Hausfrau
**Erstdiagnose mit 49 Jahren:
Nebennierenkarzinom**

Wann sind Sie erstmalig mit der Krankheit in Berührung gekommen? Wie war das damals?

Ich weiß noch, wie es anfing, ich sah aus wie ein Schwein: Rot im Nacken, Akne, Streifenbildung, Behaarung. Ich habe weit über 1000 DM für Kosmetik ausgegeben, um dagegen anzugehen – aber vergeblich.

Schließlich kam es aufgrund meiner zugeschwollenen Augen zu der Empfehlung durch meine Schwester, mich mal untersuchen zu lassen. Ich ging in eine Hautklinik, und da bin ich zum ersten Mal dem Begriff Cushing-Syndrom begegnet. Nach einer 14-tägigen Untersuchung andernorts sagte dann irgendwann der behandelnde Professor »Morgen fangen wir mit der Chemo an.« Ich fragte: »Wieso?«, er: »Sie haben Krebs.« In dem Moment sah ich mich im Sarg mit einem Kreuz, die kleinen Kinder ohne Mutter. Der Arzt sprach mit meinem Mann: »Entweder sie packt es, oder sie ist in einem Vierteljahr tot«. Er sagte noch, bei 10 Millionen Einwohnern käme diese Krankheit nur 20-mal vor, nur 6% der Therapien schlügen überhaupt an. 94% der Patienten sterben innerhalb kurzer Zeit.

Wie sind Sie denn damit umgegangen?

In der ersten Zeit habe ich mit Gott gehadert. Habe mit meinem Krebs gesprochen: »Mein lieber Freund, wenn ich sterbe, stirbst du auch.« Habe mir später kleine Ziele gesetzt, dann mit Gott verhandelt, wollte ihm was geben, damit er mir was gibt. Wollte grüne Dame werden, was jedoch nicht klappte, da ich mit dem Krankenhaus in Streit lag. Ich weiß noch, dass ich auf dem Weg in eine Klinik nach Bonn, in der ich regelmäßig von Prof. V. behandelt wurde, auf einem Parkplatz an der Autobahn angehalten und mit Gott verhandelt habe. So ist es heute noch. Er soll mir Zeit geben, ich gebe ihm etwas zurück. Anfangs habe ich die Faust zum Himmel gezeigt, jetzt bin ich mit ihm versöhnt und er begleitet mich täglich. Ich bin froh und dankbar. Jeden Abend bedanke ich mich, jeden Morgen fange ich mit einem Sinnspruch an.

Wie war denn der weitere Krankheitsverlauf?

Ich bekomme Chemo, jeden Tag, seit 8 Jahren. Ich betrachte die Chemotherapie als meinen Lebensretter. Die Nachuntersuchungen alle 4 Monate haben bisher keinen Hinweis auf das Fortschreiten der Erkrankung gegeben, kein Rezidiv, keine Metastasierung. Natürlich hatte ich schon einmal die Idee, die Chemotherapie zu unterbrechen, aber der Professor meinte nur: »Wenn Sie es riskieren wollen?«, das wollte ich dann nicht, also nehme ich die Chemo ein Leben lang und nehme die Nebenwirkungen (vor allem Müdigkeit und geringe Belastbarkeit) in Kauf.

Worauf führen Sie Ihre Krankheit zurück? Womit steht sie Ihres Erachtens in Verbindung?

Ich bin in meinem Leben vor der Diagnose immer bis zum Äußersten gegangen, habe alle Sorgen auf mich geladen. Meine schlechte Jugend, die Missbrauchserfahrung hat mich irgendwie dazu gebracht, für die Sorgen und Nöten anderer zu empfindlich zu werden.

Die Krankheit hat mir dann ein »Stopp« vorgezeigt. Ich sollte mich nicht mehr so belasten. Jetzt sorge ich mehr für mich. Gönne mir was, habe eindeutig dazugelernt.

Manche sprechen von Wandel und Veränderung, die sie in der Zeit nach der Krankheit erleben. Können Sie noch mehr dazu sagen?

Ja, die Veränderung sehe ich zunächst einmal in meinen Beziehungen. Eine jahrelange Freundschaft ist kaputt gegangen. Ich habe etwas klargestellt. Die Freundschaft baute auf einer Lüge auf. Ich hatte bis dahin immer klein beigegeben.

Im Zuge dieser Krankheit bin ich irgendwie ehrlicher geworden. Ich habe der Freundin das dann knallhart auf den Kopf zugesagt. Ich kann überhaupt keine Kompromisse mehr eingehen.

Das scheinen mir Veränderungen zu sein, die tief im Inneren Ihrer Person gründen.

Ja, vieles ist anders geworden. Diesen Sorgenstempel, den ich auf der Stirn trug, der ist nicht mehr da. Ich bin freier geworden. Freier in meiner Meinungsäußerung, frei in meinen Verhaltensweisen. Ich denke nicht mehr als erstes an andere. Bin nicht mehr still.

Meine Familie ist intakt, sehr intakt. Ich muss allerdings darauf achten, dass mein Sohn sich nicht zu sehr an mich hängt. Ich muss ihn irgendwie wegschieben, damit er selbstständiger wird.

Das Thema Angst und Mut: Was fällt Ihnen denn dazu ein?

Ich hatte früher, allerdings auch heute noch, Angst in engen Räumen, das ist zwar besser geworden, aber immer noch da. Ich erinnere mich noch seinerzeit, kurz nach der Diagnose, an meinen Entschluss, einfach mit dem Bus an den Gardasee zu fahren. Ich habe gedacht, ich schreie die ganze Fahrt, es ging aber. Aber in engen Räumen fühle ich mich immer noch unwohl, fliegen geht nicht. Es ist wohl das, was man Klaustrophobie nennt.

Haben sich auch noch andere Einstellungen geändert? Ihre Bewertungen?

Man wird reifer, ich bin geduldiger geworden. Und eins gehört zum Wichtigsten: Ohne Gott geht gar nichts. Jeden Morgen lese ich den Sinnspruch des Tages, damit beginne ich den Tag. Es ist wie ein Ritual. Meine Schwester hat mir das Büchlein geschenkt und erneut welche zu jedem Weihnachtsfest.

Wie beurteilen Sie Ihre jetzige gesundheitliche Lage?

Es gibt Schlimmeres. Die Lebensqualität ist etwas eingeschränkt, aber ich hole mir das woanders. Ich werde noch gebraucht von einem alten Onkel, von meinen Kindern, von meinem Mann. Ich habe noch eine Aufgabe in dieser Welt. Die Aufgabe habe ich von Gott bekommen. Ich passe aber auf mich auf, gönne mir Ruhe, kann »Nein« sagen, wähle aus, welche Aufgabe ich zu meiner mache.

Welchen Stellenwert messen Sie den wirkenden Kräften bei der Bewältigung Ihrer schweren Krankheit zu?

Die Chemo ist ein Teil, der Wille ist ein anderer Teil und Gott sagt zu meinem möglichen Tod bisher »Nein«. Ich habe Aufgaben und Ziele. Ich suche sie mir nicht, sie sind einfach da. Mein »Mutter Theresa-Syndrom« (Zitat meiner Mutter früher) habe ich nicht mehr, aber ich habe noch meine Aufgabe. Ich habe eine zweite Chance bekommen, ich habe aus der Krankheit gelernt. Diesem inneren Umschwung verdanke ich in erster Linie meine jetzige, weitgehende Gesundheit.

Selbstgefühl und Immunsystem – zwei Seiten einer Medaille?

Hilft gute Krisenbewältigung beim Gesundwerden und Gesundbleiben?

Sie meinen, ob zum Beispiel Kampfgeist, Überlebenswillen oder andere innere Haltungen wie eine Art Arznei zu begreifen sind, die den weiteren Verlauf der Krankheit bestimmt und die Gesundung positiv beeinflussen kann?

Na ja, ich meine nicht unbedingt Kampfgeist oder »fighting spirit«, wie man das häufig liest, und dessen Auswirkungen, sondern ich frage mich, ob ein starkes Selbstbewusstsein und eine stärkere Ehrlichkeit seinen Gefühlen gegenüber, also das, was Sie Identität und Authentizität nennen, meinem Immunsystem hilft?

Wir haben ja schon vorher darüber gesprochen. Es gibt eine große Ähnlichkeit zwischen dem Selbst und dem Immunsystem, wenn man einmal an die jeweiligen Aufgaben denkt. Das Selbst wacht als innere Instanz über unsere psychische Gesundheit und muss, wenn es diese Aufgaben gut machen soll, intakt sein. Das Immunsystem können wir als intelligentes und hellwaches »Organ« betrachten, das über unsere körperliche Gesundheit wacht. Beide Instanzen, das Selbstgefühl wie das Immunsystem, müssen Eigenes und Fremdes auseinanderhalten, damit sie intakt und funktionsfähig bleiben. Beide Instanzen dürfen nicht zu tolerant Fremdem gegenüber sein, um ihre Fähigkeit zu behalten, Eigenes und Fremdes zu erkennen und zu unterscheiden.

Machen Sie doch mal ein Beispiel, damit ich das besser verstehen kann.

Für das Immunsystem ist es eine relative Kleinigkeit, einen Virus zu erkennen, der beispielsweise von Übersee eingeschleppt wurde. Oder ein Bakterium, das gemeinhin als gefährlich eingestuft wird. Hier sendet das Immunsystem sofort seine Truppen und bringt einen Abwehrprozess in Gang. Bei normalen Zellen, die schrittweise zu Krebszellen entarten können, ist die Sache schon komplizierter. Hier muss das Immunsystem sehr genau aufpassen, dass es diese Vorgänge der Verfremdung im Eigenen rechtzeitig erkennt und ihnen Paroli bietet. Immerhin wissen wir, dass Krebszellen sich auch tarnen und das Immunsystem irreführen können.

Okay! Und was hat das nun mit dem Selbst zu tun?

Auf Seiten des Selbstgefühls gibt es im Laufe des Lebens eine stete Notwendigkeit, bei sich zu bleiben und sich der eigenen Identität zu versichern. Dadurch, dass wir Gemeinschaftswesen sind und uns immer auch in Beziehungen befinden, in der Familie, in der Schule, unter Freunden, in der Arbeitsgruppe, in der Sportgruppe usw., sind wir stets und ständig Ich und gleichzeitig auch Teil eines »Wir«. Beides sein zu dürfen wird in der Regel als glückhaft erlebt. Das Ich kann jedoch auch im Wir aufgehen und sich verlieren. Es kann sich durch Anpassung an das Wir deformieren und den eigenen Charakter einbüßen. Es kann sicherlich auch durch ein gefährliches Gegenüber, den es nicht als Feind erkennt, sondern womöglich für einen Freund hält, verletzt und irregeführt werden. Tarnung und Täuschung ist innerhalb von Beziehungen nun nicht gerade unüblich, und es ist für uns nicht immer klar zu unterscheiden, ob wir in einer Beziehung profitieren oder unbemerkt Schaden nehmen.

Es gilt also auch hier, Ich und Du oder Ich und Wir auseinanderzuhalten, gerade auch dann, wenn wir uns verbunden fühlen mit dem Gegenüber.

Was sagt denn die Wissenschaft zu einem solchen gedanklichen Brückenschlag zwischen der Wachheit des Selbstgefühls und der Intaktheit des Immunsystems?

Sie stellen präzise Fragen. Die Antwort lautet: Wir wissen es noch nicht genau, arbeiten aber daran. Weltweit sind Neurowissenschaftler, Immunbiologen, Mediziner, Hirnforscher, Medizinsoziologen oder Psychoonkologen, zumeist in interdisziplinären Gruppen dabei, diese Erkennungsinstanzen zu erforschen, die dann Abwehr- und Reparatursysteme in Gang bringen, sowohl auf der Seite des Selbstgefühls, der sogenannten Ich-Identität, wie auch auf der Seite des Immunsystems.

Es gab einmal einen chilenischen Biologen, der gemeint hat, das Immunsystem sei möglicherweise der somatische Ast des Selbstgefühls. Ich halte diesen Ansatz für sehr intelligent, aber er ist bisher noch wenig aufgegriffen worden. Die Lage ist natürlich auch verzwickt: Beim funktionierenden Immunsystem kommt es eben nicht nur auf die Stärke der inneren Polizeitruppen an, sondern auf die Erkennbarkeit des Feindes und auf die Koordination der Truppen. Es gibt einige, die behaupten, das Immunsystem brauche einen Dirigenten, und das sei das eigene Selbst. Dafür jedoch muss das Selbst intakt und darf nicht zu verwirrt und durcheinander sein.

Kann ich denn in Zukunft diesbezüglich auf klarere Aussagen hoffen?

Ich denke schon. Vielleicht liegt die Zukunft in dem Herausarbeiten sogenannter Biomarker. Bisher kennen wir sie als Vorboten eines möglichen Krebsgeschehens, dabei gelten sie aber auch nicht als sichere Größen.

Was kann ich denn unter Biomarkern überhaupt verstehen?

Grob gesagt können Sie uns ein aktuelles Bild von der momentanen Verfassung eines Patienten geben. Es handelt sich um Laborwerte, die uns über die augenblickliche Genaktivität Auskunft geben können. Man könnte mehr erfahren über die individuelle Form der Erkrankung wie auch über die jeweilige Therapiebereitschaft des Organismus. Auf jeden Fall könnten persönliche Biomarker den Weg zu einer individuellen Medizin vorbereiten.

Es klingt sehr kompliziert, andererseits auch einleuchtend.

Wenn die Medizin soweit wäre. Das Geschehen ist ungeheuer komplex und ständig in Bewegung. Früher ging man davon aus, die Gene selbst könnten uns entscheidende Auskünfte geben über einen Menschen. Heute wissen wir, dass Gene aktiv oder inaktiv sein können, ein- oder ausgeschaltet, und dass Umwelteinflüsse stets und ständig auf dieses Muster Einfluss nehmen. Im Licht der modernen Forschung wankt das Bild vom festen Fundament der Gene. Auch in der Steuerungszentrale herrscht also eine gewisse Bewegung.

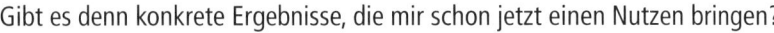

Gibt es denn konkrete Ergebnisse, die mir schon jetzt einen Nutzen bringen?

Es gibt biologische Kennwerte, sogenannte Tumormarker, die den Stand des aktuellen Krebsgeschehens grob abbilden können. Bei vorsichtiger Beobachtung solcher Tumormarker über längere Zeit können daraus durchaus Konsequenzen für die Behandlung entstehen. Bisher geben uns Biomarker aber noch keine Auskunft über den aktuellen Stand der Gesundungstendenz eines Organismus, und wir können noch nicht erkennen, ob sich die guten, psychischen Prozesse über die wir gemeinsam sprechen, auch in einer besseren Ordnung des Organismus widerspiegeln. Vielleicht gibt es irgendwann einmal einen Biomarker, der uns über die Stärke des Selbstgefühls Auskunft gibt. Da gibt es zum Beispiel auf fast jeder Zelle ein Molekül (MHC-Komplex), das wie eine Art Personalausweis für körpereigene Zellen wirkt. Das Immunsystem prüft Zellen ständig auf »eigen« oder »fremd«. Dieser MHC-Komplex kann unterschiedlich stark »präsentiert« sein, variiert möglicherweise bei unterschiedlichen Zuständen des Selbstgefühls.

Sie meinen, das könnten somatische Kennwerte sein für ein sogenanntes Selbstbewusstsein oder ein intaktes Selbst?

Kennwerte für sogenannte Authentizität, ob jemand ganz bei sich ist, mit sich identifiziert, an sich glaubt, für sich sorgt und sich respektvoll behandelt. Wir spüren das ja im Umgang mit anderen Menschen recht genau, wie einer zu sich steht und mit sich umgeht. Wir nennen ihn dann eben selbstsicher oder stark oder umgekehrt eben unsicher, schwach, verwirrt oder so ähnlich. Wir haben für diesen Zustand jedoch noch keine somatischen Kennwerte. Bei oben genannten Biomarkern oder dem MHC-Komplex und deren Nutzen als Rückmelder des Krankheits- und Gesundungsgeschehens handelt es sich zurzeit noch um Annahmen oder Denkfiguren. Wir wissen nicht, wie sich die Immunsysteme in ihrer Funktionsweise bei unterschiedlich selbstbewussten Menschen verhalten, ob sie leichter oder schwerer erkennen, wo der Feind sitzt. Das sind Forschungsfragen an vorderster Front des Denkens.

Das ist spannend, aber Zukunftsmusik?

Ja, das ist Zukunftsmusik. Bleiben wir dabei, was jetzt erkennbar ist. Manche behaupten, eine –möglicherweise durch Psychotherapie – unterstützte Psyche helfe gegen Krebs, andere sagen, das sei Quatsch. Die Studienlage ist uneinheitlich. Es gibt ebenso viele gute Studien, die das eine wie auch das andere zu belegen scheinen. Jede einseitige Aussage sollte man zur Zeit als ideologisch beeinflusst sehen.

Vertrauen Sie Ihrem Gefühl und dem Urteil erfahrener Kliniker: Nehmen Sie medizinische Behandlung ausgewählt in Anspruch und bleiben Sie wach und bewusst den eigenen seelischen Regungen und Gedankengängen gegenüber. Haben Sie keine Angst diesem »inneren Prozess« gegenüber. Wenn Sie Bewusstheit, Wandel und Veränderung in sich spüren, können Sie es getrost als Beginn einer Selbstreparatur ansehen. Ob Sie dadurch länger leben, soll offen bleiben. Dass Sie dadurch besser leben, gilt als sicher. Dass Sie Ihre medizinische Behandlung dadurch unterstützen, ebenso.

Literatur:

Holsboer F. Biologie für die Seele – mein Weg zur personalisierten Medizin. München: Beck 2009.

Lerner M. Wege zur Heilung. Das Buch der Krebstherapien aus Schul- und Alternativmedizin. München: Piper 1998.

Michal W. Die unsichtbare Leibwache. Geo 2006; 12: 146–76.

Varela F. Das auftauchende Ich. In: Brockmann J (Hrsg). Die dritte Kultur – Das Weltbild der modernen Wissenschaft. München: Goldmann 1996; 289–309.

Andreas Z., 41 Jahre
verheiratet, 2 Kinder, leitender Angestellter
Erstdiagnose mit 32 Jahren:
Nierenbeckenkarzinom

Wann sind Sie erstmalig mit der Krebserkrankung in Berührung gekommen?

Ich war 32, hatte leichte Beschwerden, ging zum Arzt. Was rauskam, war ein Nierenbeckenkarzinom. Ich bin aber nicht weiter aufgeklärt worden, nur, dass eine Chemo notwendig sei. Ich bin mit Cisplatin behandelt worden, hatte wahnsinnige Nebenwirkungen, ohne dass ich damals mit einem Arzt richtig hätte darüber sprechen können. Der Arzt sagte lediglich, »dass muss man machen«. Man hat mich dann als »gesund« entlassen.

Sie waren damals noch sehr jung – wie ist es weitergegangen mit Ihnen?

Ein bis zwei Jahre später bekam ich Rückenschmerzen, bin zum Orthopäden. Was man dann so denkt – ich habe mich verhoben oder so. Der Orthopäde fand nichts, der Hausarzt, den ich übrigens als Begleiter hoch schätze, veranlasste ein Knochenszintigramm. Die Diagnose war niederschmetternd. In fast allen Knochen waren Metastasen. In den Beinen, in den Armen, im Becken, in den Schultern, in den Schädelknochen. Das bekam ich in der radiologischen Praxis nebenbei gesagt.

Eine Katastrophe!

Es gab dann eine Telefonkonferenz mit dem Hausarzt und einem befreundeten Urologen, und ich war mittendrin. Ergebnis: Ich bekam Taxol als Chemotherapie, dazu wurden die Metastasen bestrahlt.

Da ich gut mitmachte, habe ich die Chemo gut vertragen, »ich habe sie gewollt«, außerdem fand sie ambulant statt. Es gab einen gleichmäßigen Rückgang der Metastasierung und eine Verfestigung der Knochenstruktur.

Das zeigte sich auch in den regelmäßigen Re-Stagings. Bald war nichts Gefährliches mehr zu finden. Da kam es manchmal zu absurden Situationen. Zum Beispiel untersuchte ein Arzt in einer solchen Nachuntersuchung im Jahr 2004, also drei Jahre nach der Erstdiagnose, mein linkes Bein. Genau das war früher sehr weitgehend im Knochenbereich metastasiert. Er fand aber nichts mehr. Ich musste dann alle Befunde noch einmal herauskramen, um ihm zu vergewissern, dass es sich wirklich um das betroffene Bein handelte. Es waren keine Metastasen mehr sichtbar, auch keine Reste, der Arzt verstand das nicht.

Das ist ja auch wirklich unglaublich.

2005 entstand plötzlich eine Beule am Kopf, die Schädelmetastase war wieder da. Dem ging ein außerordentlich konflikthaftes Ereignis voraus. Ich konnte gar nicht anders, ich musste die Dinge, den Konflikt und die Metastasierung, miteinander in Beziehung bringen. Ich wurde bestrahlt und traf meinen früheren Urologen in der Klinik wieder. Die Beule ist zurückgegangen.

Im Jahr 2006 zeigte sich an der linken Seite der Nebenniere ein »Überbleibsel« des Anfangstumors, der offensichtlich geruht hatte und nun wieder aktiv wurde. Ich ließ ihn endoskopisch entfernen, seitdem fühle ich mich gut, halte mich für weitgehend gesund und bin gut drauf. Seit nunmehr drei Jahren lässt mich die Krankheit in Ruhe. Aber ich bin wach, ich weiß um meine Verletzlichkeit.

Auf was haben Sie damals die Krankheit zurückgeführt, und was denken Sie heute darüber?

Also ich bin ganz sicher, die Krankheit hat etwas mit mir und meinen Einstellungen zu tun. Ich bin sehr korrekt erzogen worden, war zu korrekt, habe mich um alles gekümmert. Jeder Egoismus war mir fremd, insbesonders war ich ein Weltmeister im Streit schlichten. Das habe ich schon als Kind gelernt. Als Kurier zwischen den streitenden und später regelrecht verfeindeten Eltern. Sie haben sich dann später scheiden lassen. Gab es irgendwo Konflikte, wurde ich gerufen oder fühlte mich berufen. Ich war so korrekt, dass ich den Mülleimer raus stellte, ob er voll war oder nicht. Ich erkenne heute, dass ich damals unter regelrechten Zwängen litt, Zwänge, dem Alltag auf eine sehr geordnete Weise zu begegnen. Gleichzeitig war ich ein Anziehungspunkt für Problemfälle.

Wir interessieren uns für Wandel und Veränderung nach Krankheit. Was fällt Ihnen dazu ein?

Heute lebe ich eher. Ich bin im Inneren sehr davon überzeugt, dass die Spannungen, die ich damals oft hatte, und die Erkrankungen (zum Beispiel Migräne) mit diesen inneren Zwängen, diesem ausgeprägten Helferwillen und meiner Überkorrektheit zusammen hingen. Das konnte nicht gesund sein. Vor meiner Erkrankung nannten mich meine Freunde »Mister Hundertprozent«, und so war es. Meinen Job habe ich immer erledigt und zwar mit hundertprozentigem Einsatz. Mehr ging leider nicht. Doch diese Leistung wurde sehr stark vom Arbeitgeber kontrolliert. Es führte oft zu Stresssituationen und einem überdimensionalen Zeitaufwand für den Job. Das Resultat war dann schlechte Laune und unter anderem auch zwangsläufig mit der ständigen Zeitknappheit verbundene Familienprobleme.

Haben sich Ihre Beziehungen verändert, Ihr Verhalten in Beziehungen?

Ja, meine Beziehungen, die haben sich sehr stark geändert, insbesondere die Prioritäten, die ich setze. Ich war früher noch sehr verbunden mit meinen Eltern. Die lebten in ständigen Konflikten, Alkoholismus war im Spiel, bei jedem Streit zwischen ihnen rannte ich hin und her. Bei jedem Streit war ich der Schlichter.

Das führte auch dazu, dass ich meine eigene Familie, meine Frau und meine Kinder, an die zweite Stelle setzte. Diese Sache hat sich geändert. Meine Elternbeziehung habe ich sozusagen abgelegt. Ich bin nunmehr erwachsener geworden. Ich weiß stärker, wohin ich zuerst gehöre. Die Sache war allerdings schwieriger, als ich sie heute darstelle. Eine Psychotherapie hat mir damals sehr geholfen.

Auch die Beziehungen drumherum haben sich geändert. Ein Jahr Krebserkrankung ist wie zehn Jahre Lebenserfahrung. Man merkt, dass manche einen meiden, wenn man krank ist, und lernt andererseits andere Menschen kennen. Ich habe oft mit anderen offen über meine Erkrankung gesprochen. Ich hatte den Eindruck, das hat sehr gut getan. Auch meine Gespräche mit Ärzten waren wichtig. Dabei gibt es jedoch ganz deutliche Plus-/Minus-Erfahrungen. Der Betroffene ist immer selbst der Chefbehandler. Wenn er das ärztliche Wissen nutzen kann, ist das eine gute Sache. Dazu muss er sich die Ärzte aussuchen.

Sie haben eine sehr eigenständige Art entwickelt, sich Ihre Behandlung zusammen zu stellen.

Ich habe gleich zu Beginn der Erkrankung eine Art Autogenes Training entwickelt. Nicht etwas, was ich gelesen oder von anderen übernommen habe, sondern ganz alleine für mich. Dazu habe ich damals bei meinen beruflich bedingten Reisen immer schon im Autoradio Kassetten gehört, und das mache ich noch heute. Tag für Tag, seit sieben Jahren. Ich nehme mir zehn Minuten Zeit, suche mir einen ganz ruhigen Ort und gehe in Gedanken durch meinen Körper. Ich fange oben an und gehe durch alle Körperpartien, Innereien, Beine. Ich gehe durch die Blutgefäße. Auf jeden Fall ist es eine Durchsicht, ich spüre meinen Körper sehr genau und kann Spannungszustände sofort fühlen. Das kann ich praktisch an allen Orten machen, beim Autofahren oder zu Hause. Dann habe ich an der Tür des Arbeitszimmers ein Schildchen hängen: »Papa meditiert«. Die Kinder richten sich danach.

War ich früher andauernd erkältet, kenne ich heute praktisch keine Erkältung mehr.

Auch bezüglich der medizinischen Untersuchungen bin ich erheblich mutiger geworden und vertraue mir selbst. So suche ich mir aus, wann und wo ich Nachsorgeuntersuchungen durchführen lasse. Ich sitze sozusagen am Steuer meines Autos. Insbesondere ist das heute anders, weil ich mich auch viel unabhängiger fühle.

Zu Angst und Mut: Können Sie dazu noch etwas sagen?

Ich habe mir und meiner Familie ein gebrauchtes Haus gekauft. Bin glatzköpfig, wie ich während der Chemozeit war, in die Bank marschiert und habe einen Kredit beantragt. Der Sachbearbeiter war anfangs sehr überrascht, hat mich aber hinterher stark unterstützt. Ich habe natürlich den Kredit bekommen, das, was nicht über das Haus abgesichert war, wurde separat über eine Versicherung abgesichert. Das war eigentlich kein Problem. Aber die Leute, denen ich das erzählt habe, haben mich für verrückt erklärt, auf die Idee zu kommen, ein Haus zu kaufen. Wie man als Todkranker ein Haus kaufen könne. Ich hielt das damals für eine gute Idee. Wenn ich sterbe, lebt meine Familie in einem Haus, das der Vater noch für sie angeschafft und hergerichtet hat.

Haben sich Ihre Werte und Einstellungen verändert? Da ist offenbar viel in Bewegung gekommen.

Ehrlich gesagt bin ich ziemlich cool geworden. Man könnte auch sagen, eine »coole Sau«. Ich spüre, wie ich ganz entspannt durch den Alltag gehe. Ich tue das, was man vielleicht »Einstellungsarbeit« nennen könnte, und untersuche meine Haltungen und Meinungen. Das mach ich jetzt fast gewohnheitsmäßig.

Wir genießen die Zeit, wie es uns Spaß macht. Ich verbringe sehr viel intensive Zeit mit meinen Lieben (Frau und Kinder). Außerdem nehme ich mir viel Zeit für meine Leidenschaft, den Handball. Mittlerweile bin ich Trainer einer erfolgreichen Jugendmannschaft, d.h. 3- bis 4-mal Training in der Woche. Mit Kindern zu arbeiten gibt mir wahnsinnig viel und macht Spaß.

Meine innere Arbeit und meine Reisen durch den Körper haben mich offensichtlich sehr sensibel gemacht, nicht nur für meinen Körper, sondern ich habe auch mehr Fingerspitzengefühl im Umgang mit anderen. Ich kann zwar Egoist sein, bin aber sehr sensibel und spüre, was um mich herum passiert. Gerade diese Sensibilität im Vorfeld ist wichtig, da ich schon sehr früh gegen etwas rebellieren kann. Was meine Spannungszustände angeht, spüre ich ganz genau, wann etwas war und ist und wann etwas weggeht. Auch Metastasen kommen und gehen. Ich kann es ziemlich genau spüren. Ein Freund hat mir mal gesagt, du hast ein Selbstbewusstsein, das grenzt an Wahnsinn.

Ich würde das vielleicht anders nennen. Es ist mehr das Bewusstsein über sich selbst und was sich in einem tut.

Das hängt aber damit zusammen, dass ich mich mit der Krankheit arrangiert habe. Sie war sozusagen wie ein Lehrer für einen anderen besseren Umgang mit dem Leben.

Wie ist denn Ihre aktuelle gesundheitliche Situation?

Ich fühle mich gesund. Seit drei Jahren lässt mich die Krankheit völlig in Ruhe. Ich weiß aber, dass ich verletzlich bin, achte auf Konflikte, die mir schaden und bin sehr sensibel für Spannungszustände im Vorfeld.

Was hat Ihnen beim Gesundwerden und Gesundbleiben denn am meisten geholfen?

Eindeutig die veränderte innere Einstellung zum Leben, zu mir selbst, auch zur Medizin. Ich mache mir Ärzte zu Beratern und habe gemerkt, Behandlung wirkt stark, wenn ich sie mir selbst ausgesucht habe, und sie wirkt kaum, wenn sie mir übergestülpt wird und ich im Inneren dagegen bin. Ich glaube, ich wäre schon lange tot, wenn ich nach den Grundsätzen weitergelebt hätte, nach denen ich mich vor der Krankheit gerichtet habe. Die Ruhe und Gelassenheit und die Lebensfreude, die ich heute habe, kann ich überhaupt gar nicht mit dem Lebensgefühl vor der Erkrankung vergleichen.

Tod oder Leben – Umgang mit der Angst zu sterben

Die Angst vor dem Tod ist ja ein ganz elementares Gefühl – besonders dann, wenn man konkret mit der Gefahr konfrontiert wird. Wie soll ich damit denn umgehen?

Sie leben, wenn Sie dies lesen. Aber lassen Sie Gedanken an den Tod zu. Sie machen nur anfangs Angst. Eine Patientin hat das einmal so formuliert: »In der Krise hatte ich oft Todesgedanken. Ich habe instinktiv die Fenster und Türen meines inneren Hauses verschlossen. Die Gedanken sind dann ums Haus geschlichen, durch das Kellerfenster hereingekrochen und haben mich nachts am Hals gepackt. Heute mache ich das anders: Ich lasse die Türen und Fenster meines Hauses auf und dann kommen die Todesgedanken, halten sich eine Zeitlang in meinem Haus auf, um durch die geöffneten Fenster und Türen wieder hinaus zu gehen. Aber es kommen auch die Sonnenstrahlen durch das Fenster herein. Auch sie halten sich auf und lassen mich leben.«

Wenn das so einfach wäre. Die Vorstellung zu sterben macht mir Angst und Traurigkeit. Das will ich nicht.

Vielleicht ist es hilfreich, sich von Erfahrungen leiten zu lassen: Der Tod kommt nicht näher, wenn Sie ihn zulassen. Und: Alles Verdrängte kommt wieder.

Verdrängte Todesgedanken sind wie Gift für den Körper. Es macht starke Spannungen. Mit dem Zulassen der Gedanken entgiften wir uns.

Lasse ich Gedanken über Tod und Sterben zu, denke ich doch nicht mehr »positiv«.

»Positiv« zu denken ist kein guter Ratschlag. Es zwingt praktisch zum Verdrängen aller möglichen negativen Aspekte von Krise und Krankheit. Wenn eine Zeit vergangen ist und Sie haben die Phasen der Krise durchlaufen, haben Angst gehabt, waren verzweifelt, haben gegrübelt, ihr Leben überprüft, die Trauer gespürt über die möglicherweise nur noch knappe Zeit des Lebens, den Neid auf die Gesunden, dann – ganz allmählich – kann sich positives Denken einstellen. Ganz von selbst, von innen heraus, nicht von außen verordnet.

Hält das mein Partner aus, wenn ich über meinen möglichen Tod spreche und die Gedanken und Gefühle dazu?

Hier liegt zweifellos ein Problem: Nicht jeder Partner kann das Ansprechen von Todesgedanken ertragen. Auch nicht jeder Arzt. Versuchen Sie Ihrem Gegenüber die Erleichterung deutlich zu machen, die das Aussprechen von solchen Gedanken für Sie bedeutet. Alles ist Lernen. Auch für Ihren Partner, auch für Ihren Arzt. Seien Sie der Dankbarkeit Ihres Gegenübers gewiss, wenn Sie ihm dieses Lernen ermöglichen.

So, nun möchte ich noch einmal die Sonnenstrahlen betrachten, die neben den Todesgedanken in mein Haus kommen.

Sehen Sie sich selbst. In jeder Ihrer Zellen sind Sie. Intensive Ehrlichkeit sich selbst gegenüber gibt Ihren Zellen Kraft. Sie müssen sich nicht ständig spüren, aber achten Sie auf jeden Moment, in dem Sie sich spüren. Und denken Sie an Ihre Lebensmelodie, an Ihr Lied. Wenn Sie es im Moment nicht hören können, suchen Sie einen Freund, der Sie gut kennt und es Ihnen vorsingt.

Literatur:

Spiegel D, Yalom ID. A Support Group for dying patients. International journal of group psychotherapy 1978; 28: 233–45.
Tschuschke V. Psychoonkologie. 2. Aufl. Stuttgart: Schattauer 2006.
Yalom ID. Der Tod und die Steigerung des Lebensgefühls. In: Yalom ID (Hrsg). Der Panama-Hut oder Was einen guten Therapeuten ausmacht. München: btb – Goldmann 2002; 139–41.

Roswitha P.,
verheiratet, 2 Kinder, Verkäuferin,
später Heilpraktikerin
verstorben an den Folgen einer Brustkrebserkrankung im Alter von 50 Jahren

Das Buch wäre nicht vollständig, würde nicht auch die Lebens- und Krankheitsgeschichte eines Menschen erzählt, der der Krankheit erlegen ist.

Frau P. kam erstmalig im Oktober 2000 in psychotherapeutische Behandlung. Zuvor, im Mai des Jahres, war bei ihr ein Brustkrebs entdeckt worden, noch klein und sicher gut behandelbar.

Sie verstand die Krankheit als ausdrucksstarkes Symptom ihres problematischen Lebens, besonders vielleicht einer problematischen Ehe. Es bedurfte ihrer Meinung nach eines lauten, fast lärmenden Signals, den gefühlsmäßig als gleichgültig und teilnahmslos erlebten Ehemann »wachzurütteln«, ihn aufmerksam zu machen auf sie selbst, vielleicht ihn durch die Erkrankung zum fürsorglichen Partner zu machen.

Frau P. kam länger als ein Jahr zur Therapie, bis sie im Januar 2003 verstarb.

Als sie ihr Lebensende spürte, übergab sie dem Therapeuten fünf Briefe. Er sollte sie nach ihrem Tod an alle Behandler verschicken, die sie auf ihrem Weg begleitet hatten. Sie wollte, dass ihre Geschichte aufgeschrieben würde.

Aber der Reihe nach:

Im Mai 2000 ertastet Roswitha P. bei sich einen Knoten in der Brust. Sie entschließt sich zu einer Mammographie und einer Stanzbiopsie, die den Knoten als bösartigen Tumor (1,8 cm groß, Grading I) sichert. Die Uniklinik, in die sie daraufhin geht, rät dringend zu einer operativen Entfernung. Die Patientin fühlt sich von der Art, wie der Arzt sie berät, in die Ecke gedrängt, »flüchtet« (Zitat der Patientin) geradezu aus der Klinik und fasst den Entschluss, sich schulmedizinisch nicht behandeln zu lassen.

Sie entschließt sich, 42 Tage zu fasten (»Krebskur« nach Breuß).

Drei Monate später lässt sie sich stationär in einer schulmedizinisch und naturheilkundlich orientierten Klinik zwecks Immunstaging und Immuntherapie einliefern. Eine Operation, Chemotherapie oder antihormonelle Therapie lehnt sie trotz ärztlichen Rats »strikt« ab (Arztbrief Dr. K. vom

17.08.2000). Im Oktober des Jahres begibt sie sich in psychotherapeutische Behandlung. Ziel dabei ist die »Aufarbeitung ihres problematischen Lebens« und die Entschärfung des Ehekonfliktes. Die Krankheit sieht sie zentral aus diesen Konflikten erwachsen. Ihr Mann begegne ihr seit Jahren »stumpf und teilnahmslos«. Jetzt, als Kranke, erlebe sie wieder »Momente der Nähe mit ihm – er weint um mich«.

Sie erlebt sich nun in einem erneuten Konflikt. Die Krankheit mache sie hilflos und abhängig, gleichzeitig aber emanzipiert und selbstständig. Sie gebe ihr »Kraft und Power, Entwicklungsdrang und Kampfeswille«, verweise sie aber auch wieder »in ihre Grenzen«. Ruhebedürfnis, Erholung und Energiegewinnung seien ebenso wichtig wie die Tatsache, dass ihr Leben ein einzigartiger Kampf sei. Der Knoten sage ihr: »lebe!«. In gewisser Weise spiegele er ihren Willen, nicht mehr die Dinge zu tun, die sie nicht wolle, und Gefühle zu unterdrücken, die sie habe, die sie spüre, sondern »sich zu emanzipieren, sich auszuleben, Lust und Energie zuzulassen«.

Sie eröffnet mit einem Partner im Dezember 2000 eine Praxis als Heilpraktikerin. Dabei kämpft sie um Anerkennung und sieht die »mächtige Phalanx der Schulmedizin« als Hauptfeind.

In einer Reha-Klinik, die sie im Februar 2001 mehrwöchig aufsucht, fällt der Entschluss, sich lediglich alternativ zu behandeln. Dabei denkt sie an Immunstimulation, Heilfasten und Vitamintherapie. Sie will jedoch bildgebende, nicht invasive Verfahren der Schulmedizin nutzen, um den Krankheitsverlauf im Auge zu behalten, zu dokumentieren und die Wirkung ihrer gewollten Behandlung zu kontrollieren (zitiert aus dem Befundbericht der Reha-Klinik vom 16.02.2001).

Die Psychotherapie benutzt sie zu einer Lebensreise. Aufgewachsen in dörflichen Verhältnissen mit einer leidenden Mutter und einem herrischen Vater, ist sie selbst eher ein »Bauerntrampel« und fühlt sich auch so behandelt. Später in der Ehe, mit einem »feschen, gut aussehenden, gepflegten Mann«, sei sie der Trampel geblieben. Die Ehe, anfangs durchaus im Gleichklang, funktioniert. Zwei Kinder werden geboren. Man betreibt – Frau P. ist gelernte Fleischereiverkäuferin – gemeinsam eine Metzgerei mit Partyservice.

Der Ehemann erkrankt, macht eine Umschulung und wird depressiv. Frau P. erlebt diese Zeit als »schlimm und furchtbar«, ihren Mann als »lethargisch und erstarrt«. Er habe sich und sie aus den Augen verloren und sei »verstummt«. Sie gibt die Metzgerei auf, wird Heilpraktikerin. Als der Krebs kommt, spürt sie die Macht der Krankheit, sie bemerkt, wie ihr Mann »wach wird«, benutzt die Krankheit, »ihn an mich zu binden«, sich die emotionale, körperliche und sprachliche Nähe zurückzuholen.

Sie bringt ihren Mann zweimal mit zur Therapie. Dann will er nicht mehr. Er fühlt sich unter Druck gesetzt und zieht sich erneut zurück. Frau P. ist traurig, manchmal verzweifelt. Fühlt, wie es in ihr brodelt, bekommt Angst vor sich, empfindet sich selbst als »bedrohlich und aggressiv«. Sie holt weiter aus und erzählt vom Erlebnis einer eigenen Zwangseinweisung vor 10 Jahren, aufgrund von »Depressionen und aggressiv unkontrollierbaren Ausbrüchen«. Nur kurz, dann ist die psychiatrische Episode zu Ende. Schon damals entwickelte sich eine starke Abneigung gegen »Schulmediziner« und »Seelenklempner«. Sie wird sensibilisiert für Macht- und Ohnmachtsgefühle bzw. »medizinisches Heil und Unheil«. Sie begreift das Feld der Homöopathie nunmehr als »Gegenfeld zur Schulmedizin«.

Der Krebs wächst rasant. Es treten Schmerzen im Rückenbereich auf. Der Tumor, im Kernspin beobachtet, hat im August 2002 die Größe eines Handtellers.

Die ärztlichen Behandler, ebenso der Psychotherapeut, dringen nicht durch zu Frau P. Sie lehnt weiterhin jede invasive medizinische Behandlung ab, besteht jedoch auf Abbildungen des Tumorgeschehens und ebenso der sich abzeichnenden Metastasen.

Am 05. August 2002 bittet sie den Therapeuten um ein Gesprächsprotokoll. Es ist eine Dokumentation ihres Weges: »Ich mache eine Gratwanderung zwischen der üblichen Schulmedizin und meinem Weg, zu dem ich mich entschieden habe«. Sie behandelt sich mit Blutegeln, Weißkohlblättern und Ritterspitzumschlägen. Sie führt ein Tagebuch. »Diese meine Entscheidung macht mir Angst, aber ich erlebe es als persönliche Herausforderung. Dabei bin ich mir bewusst, sterben zu können. Wenn ich daran sterbe, werde ich mir sagen können, dass ist mein Weg und damit ist er beendet.« »Die Verantwortung, mich zum jetzigen Zeitpunkt schulmedizinisch nicht behandeln zu lassen, übernehme ich im vollen Wissen. Ich danke allen Ärzten, die mich auf diesem Weg betreut haben und die meine Entscheidung für meinen persönlichen Weg respektiert haben. Ich weiß, wie schwer es ihnen fiel.«

Sie unterschreibt das Protokoll und bittet den Therapeuten, nach ihrem eventuellen Tod alle Ärzte zu informieren.

Sie stirbt am 10. Januar 2003 zu Hause. Der Hausarzt hat sie mehrmals besucht und die Angehörigen bei der Pflege der Sterbenden unterstützt. Wochen später ruft der Arzt den Therapeuten an. Er habe – obwohl 30 Jahre praktizierend – noch nie einen so würdigen und bis zum Schluss »ehrlichen Tod« (Zitat Dr. S.) erlebt. Roswitha P. habe sich im Tod mit ihrem Mann versöhnt, die Kinder hätten die gesamte Geschichte mitgetragen.

Die Behandler erleben sich als ohnmächtig. Sie wurden zwar als Behandler aufgesucht, blieben jedoch allesamt Chronisten. Auf Anhieb sticht die Verweigerung der Medizin gegenüber als Erklärung für den Tod ins Auge. Aber andere – leitliniengerecht behandelt – können auch sterben.

Die Patientin hat uns als Ärzte und Psychotherapeuten ohnmächtig gemacht. Sicher, aber war das ihre Absicht? Oder soll die Ohnmacht des Behandlers beispielhaft wie ein Menetekel zum Respekt der Behandler gegenüber der Autonomie des Patienten aufrufen?

War die Krankheit und die Zeit, in der sie sich entwickelte, die Reise eines besonderen Menschen zu sich selbst? Von der Fremdbestimmtheit und empfundenen Würdelosigkeit der frühen und mittleren Jahre zur Selbstbestimmtheit? Die Familie hätte sich melden, vielleicht eingreifen können.

Einige Wochen vor ihrem Tod habe ich die Patientin im Krankenhaus besucht. Die Pflege ihrer Wunden ließ sie zu, nichts jedoch an Therapie. Sie lag im Bett, wach, freundlich – wohl wissend, dass der Tod näher kam. Es war etwas eingetreten, was sie stets wollte: Sie hatte Verantwortung für sich übernommen.

Lange noch wurde ihre Geschichte unter den Behandlern diskutiert.

Zukünftige Forschungsfragen

Die Wissenschaftslandschaft hat sich in den letzten Jahrzehnten hinsichtlich des Wissens über Krebs schon sehr verändert. Wurde die Krankheit früher an dem Ort im Körper festgemacht, an dem sie auftrat, gelten die meisten Krebsarten heute als Erkrankung des »Systems«, also des ganzen Menschen. Dabei kann sich der Krebs zweifellos örtlich begrenzen, muss es aber nicht. Je nach der Art des Tumors und der Dauer seiner Entstehungsgeschichte kann er früher oder später seine verhängnisvolle Reise in den Organismus beginnen. Ob er das tut, wann er das tut und welche Signale er dafür benötigt, finden Forscher allmählich heraus. Warum er das tut, wird wohl noch lange geheimnisvoll bleiben.

Unbestritten ist, dass lokal begrenzte, medizinische Maßnahmen, zum Beispiel eine großräumige Operation, helfen, aber meistens kommt später eine sogenannte Nachbehandlung, die das System beeinflusst, hinzu. Zum »System« gehört aber auch der denkende und fühlende Mensch, dazu die Lebensumstände und der Lebensstil. Da reicht die schulmedizinische Behandlung nicht aus. Das alles ist aus der bisherigen Forschungslandschaft größtenteils ausgeschlossen. Innerhalb der Mainstream-Forschungs-Paradigmen bestimmt der Tumor, seine Art, seine Ausbreitung die Prognose. Dazu kommt, dass die Wissenschaft, die die Wirksamkeit medizinischer oder psychotherapeutischer Behandlungen an großen Patientengruppen prüft, sich am Mittelwert orientiert. Konkret heißt das, alte und junge Patienten, Männer und Frauen, die an einer bestimmten Krebserkrankung leiden, profitieren »im Mittel« von einer Behandlung. Innerhalb der Gruppe werden Patienten, die gut auf Behandlung ansprechen und andere, die schlechter ansprechen, zu einem »Mittel« zusammengefasst.

Veröffentlichungen aus dem medizinischen Bereich beschreiben meist differenziert die spezifische Tumorbiologie und die entsprechenden prognoserelevanten Faktoren. Der betroffene Mensch wird, wenn er nicht nur als »N« (Fallzahl) auftritt, höchst grob soziographisch (Alter Geschlecht), nicht jedoch hinsichtlich seiner psychischen und sozialen Erscheinungsform beschrieben.

Rückt der Mensch in den Vordergrund, zum Beispiel mit der sich selbst gestellten Frage warum er krank geworden sei und den persönlichen Antworten, die er auf diese Krankheit gibt, tritt die Person hervor, aber der Tumor in seiner Eigendynamik zurück.

Veröffentlichungen aus dem psychologischen Bereich beschreiben den Einzelnen oft sehr genau, wie er denkt, welche Einstellungen und Haltungen er hat, seine Zielsetzung und den Grad der sozialen Unterstützung aus seinem Umfeld. Aber die Fallzahlen bleiben gering und der Tumor selbst, seine ihm eigene Biologie, die Art und der Grad seiner Ausbreitung gehen in nur sehr groben Kategorisierungen auf (zum Beispiel »Patientinnen mit metastasiertem Brustkrebs«). Dabei ist jedem Kliniker der enorme prognoserelevante Unterschied zwischen einer Brustkrebspatientin bekannt, deren Metastasen im Knochengerüst sitzen und deren Primärtumor hormonpositiv war, und einer anderen Brustkrebspatientin, deren Knochengerüst, Lungen oder Leber bei einem hormonnegativen Primärtumor metastatisch befallen sind.

Wünschenswert wäre es, beide Perspektiven zusammenzuführen und den Tumor, die Behandlung, die Person und ihre Antwort auf Behandlung ins Auge zu fassen.

Dabei könnten »Ausreißer« unsere Erkenntnis besonders weiterbringen: Menschen, deren Behandlungsverlauf ungewöhnlich ist; die Forschungsfrage lautete dann:

- Wer stirbt bedeutsam früher?
- Wer lebt bedeutsam länger?

Und das bei gleicher Ausgangslage hinsichtlich Erkrankung und Behandlung.

Die Forderung kommt einem Plädoyer gleich, sich einer Subjekt-bezogenen qualitativen Forschung zuzuwenden, ohne die quantitative Forschung zu vernachlässigen. Im Wissenschaftsdeutsch könnte das heißen: Im Raum der evidenzbasierten Medizin zu einer Individualisierung der Behandlung zu kommen, den Tumor genauso intensiv zu betrachten wie den Menschen selbst, sein Selbst. Dieses Selbst ist zurzeit noch als Leerstelle in der medizinischen Verlaufsforschung anzusehen, da es an der Schnittstelle psychologischer, medizinischer und immunologischer Forschungsprojekte liegt, aber vermutlich mehr zum Gelingen oder Misslingen von Behandlungen beitragen kann, als wir gemeinhin denken.

Und: Was genau fassen wir bei Menschen mit ungewöhnlichen Krankheitsverläufen ins Auge? Haben diese Patientinnen und Patienten besondere persönliche Merkmale? Haben sie viele oder kaum Freunde? Sind sie eingebettet in einem Kreis wichtiger Menschen, mit dem sie sich verbunden fühlen, oder sind sie eher isoliert und vereinsamt? Haben sie ein Gefühl vom Sinnhaften oder Sinnlosen in ihrem Leben? Sind sie authentisch und ganz bei sich oder stellen sie ihre Person zugunsten äußerer Konventionen zurück, verfälschen sich?

Oder: Wie stehen sie innerlich der Behandlung und dem Behandler gegenüber? Skeptisch abwartend oder gar ablehnend, nur hineingedrängt? Oder hoffnungsfroh und aktiv beteiligt, wissend und informiert?

Kennen diese Betroffenen in ihrem Umfeld Menschen, die diese Erkrankung überlebt haben? Können sie ihnen begegnen, Genaueres über sie erfahren?

Oder auch: Haben betroffene Patienten frühere Lebenskrisen erlebt, wie sind sie ihnen begegnet? Verfügen Sie über eine »innere Muskulatur«, mit Lebenskrisen oder Krankheitskrisen fertig zu werden?

Es ist nicht so, dass diese Fragen nicht längst gestellt wären, aber solche, auf den betroffenen Menschen gerichtete Forschungsprojekte sind noch in den »Nebenräumen« des Wissenschaftshauses untergebracht. Im »Salon« dieses Hauses werden Behandlungen und Behandlungsformen geprüft und optimiert, die Patienten sind »Fälle«, große »Fallzahlen« sind gut.

Die Erzähler unserer Geschichten haben es verdient, in den »Salon« zu kommen. Moderne Heldengeschichten handeln nicht von Drachentötern, sondern von Menschen, die versuchen, ihren Krebs zu verstehen, ihm standzuhalten und ihn bestenfalls zu besiegen. Mehr über moderne Helden herauszufinden ist eine gute Sache zukünftiger Forschung.

Literatur:

Entschladen F et.al. Neurotransmitters are regulators for the migration of tumor cells and leukocytes. Cancer immunology, immunotherapy 2002; 51: 467–482.

Haraway D. Die Biopolitik postmoderner Körper. Konstitutionen des Selbst im Diskurs des Immunsystems. In: Haraway D. Die Neuerfindung der Natur. Primaten, Cyborgs und Frauen. Frankfurt, New York: Campus 1995; 160–99.

Österreichische Gesellschaft für Psychoonkologie (Moderation Bilek HP, Linemayr G). Außergewöhnlich günstiger Verlauf einer Krebserkrankung. Ergebnisse einer Expertentagung. Wien: Krammer 2001.

Orlinsky D. Die nächsten 10 Jahre Psychotherapieforschung. Eine Kritik des herrschenden Forschungsparadigmas mit Korrekturvorschlägen. Psychotherapie, Psychosomatik, Med. Psychologie 2008; 58: 345–54.

Wirsching M u.a. Psychosoziale Faktoren der Gesunderhaltung? Prospektive Untersuchungen bei Brustkrebs, Bronchialkrebs und Mastopathia fibrocystica. Psychotherapie, Psychosomatik, Med. Psychologie 1990; 40: 70–5.

Nachwort oder – mitten im Leben

Der Beginn meines Schreibens liegt nun etwa ein Jahr zurück; die Interviews mit den Betroffenen wurden im Frühsommer 2008 geführt. Einige standen seinerzeit noch in Behandlung und waren dabei, sich mit den Folgen der Erkrankung und Behandlung zu arrangieren. Andere fühlten sich gut, spürten aber noch das Echo des Jahre zurückliegenden Erschreckens. Bei manchen der Erzähler gewann man den Eindruck, sie hätten ein neues Kapitel im Buch des Lebens aufgeschlagen und seien – bei aller Verletzlichkeit – gesünder, stärker und reifer als vor der Erkrankung.

Wie sind die Geschichten weitergegangen? Ich entschloss mich, alle Beteiligten kurz anzurufen und mich nach ihnen zu erkundigen.

Susanne G. traf ich am Fuß des Wilden Kaiser an. Sie befand sich mit ihrem Mann und einem befreundeten Ehepaar auf eine Mountainbike-Tour, war noch Stunden vorher auf der Bergspitze durch Schneereste gefahren und erzählte ganz begeistert.

Andrea M. stand noch unter den Eindrücken ihrer vor drei Wochen veranstalteten ersten Kunstausstellung. Sie hatte mit ihrem Mann ihren schönen Garten in einen Kulturgarten verwandelt, in dem sie und andere Künstler ihre Exponate ausgestellt hatten. Es waren mehr als zweihundert Besucher gekommen; sie war vom Erfolg überwältigt.

Renate T. ging es gut. Sie hatte mit ihrem Mann das neue Haus bezogen, machte sich aber gerade Sorgen um ihren frisch verheirateten Sohn. Sie war plötzlich Oma geworden, die Wellen der Ereignisse schlugen sehr hoch.

Christina D. packte bei meinem Anruf die Urlaubssachen aus. Die Familie war gerade von einem Zelturlaub am Steinhuder Meer zurückgekommen, sie schwärmte vom Radfahren dort.

Eva S. saß mit ihrer Familie gerade beim Abendbrot. Das Ehepaar hatte vor einem Jahr ein Ferienhaus auf Rügen gekauft und verbrachte jetzt seinen Urlaub hier. Sie freute sich über das Brot, das sie beim Bio-Bäcker im Ort gekauft hatte. Es ginge ihr »saugut«, sie lebe sehr intensiv.

Margret T. belegte einen Erdbeerkuchen, als das Telefon schellte. Sie hatte die Koffer schon fürs Krankenhaus gepackt, da sich ihr zweites Kind ankündigte und die Entbindung kurz bevor stand. Sie war sehr glücklich.

Tobias E. begleitete mich vor drei Monaten zu einem Workshop in der Universität in G. Manchmal bitte ich Patienten, vor Krebsbehandlern (Psychologen und Ärzten) die Innenseite der Erkrankung zu schildern. Er hatte um Bedenkzeit gebeten, da er fürchtete, wieder zu stottern anzufangen, wie er es fünfzig Jahre getan hatte und nun seit einem Jahr kaum noch. Sein Vortrag war großartig, er unterhielt eine Gruppe von Fachleuten eine Stunde lang. Die Kollegen waren restlos begeistert, wie authentisch er seine Geschichte erzählen konnte.

Thomas K. erreichte ich am Studienort am Frühstückstisch. Er war etwas nervös, weil am Nachmittag eine Matheklausur anstand. Ansonsten habe er einen »guten Lauf«.

Mit **Richard N.** telefonierte ich morgens, er hatte einen schönen Ferientag vor sich. Vierzehn Tage verbrachte er mit seiner Frau und Kind in St. Peter-Ording, ihm ging es gut, sehr gut sogar, die einzige Sorge war, ob der Himmel aufriss und die Sonne hervorkam.

Sabine L. traf ich in der Stadt. Sie wollte so gern wieder mal in den Frauenchor zurück. Die extreme Geräuschempfindlichkeit nach der seinerzeitigen Hypophysenentfernung hatte das unmöglich gemacht. Sie kam freudestrahlend auf mich zu. Es war ihr gelungen, es ging wieder, vieles ging wieder. Bei Wanderungen habe ihr Mann gemeint, sie solle die Stöcke (Nordic Walking) zu Hause lassen, sie ginge ihm zu schnell.

Bei **Marion H.** saß ich im Büro. Sie machte sich Sorgen um ihren Arbeitsplatz, da auch ihre Firma von der Wirtschaftskrise erwischt wurde. Sie hatte sich vor einigen Monaten verliebt, »ein ganz anderer Mann als sonst«, er fuhr gerade zu seiner Mutter ins Krankenhaus, sie machte sich Sorgen. Sie lebe sehr bewusst und gestatte den Alltagssorgen nur einen begrenzten Raum in ihrem Haus. Ansonsten ginge es ihr gut.

Peter R. traf ich im Krankenhaus an. Einige Monate nach dem Interview hatte sich der Tumor zurückgemeldet. Es wurde eine erneute Behandlung nötig. Ein Schlaganfall war hinzugetreten. Peter R. freut sich, dass er Besuch bekommt. Nein, traurig sei er nicht. Er nähme die Dinge, wie sie kämen. Der Arzt habe ihm gesagt, man habe viel früher mit einem Rezidiv gerechnet. Er habe noch eine gute Zeit gehabt, jetzt müsse er von vielen Abschied nehmen. Die Gruppe (aus der seinerzeitigen Therapiezeit) solle an ihn denken, über jeden Besuch würde er sich freuen.

Nachtrag: Peter R. starb Ende September 2009.

Gerhard B. holte ich per Telefon von der Couch. Er machte gerade einen Mittagsschlaf. Er erzählte mir von seinem Engagement im örtlichen Vereinsleben, im Verband Flurbereinigung. Ja, es gehe ihm gut. Er müsse nur immer ein bisschen darauf achten, dass er sich nicht zuviel zumute.

Georgios W. traf ich noch vor einigen Wochen im Wartebereich der Frauenklinik, in der ich konsiliarisch tätig bin. Er hatte seine Frau begleitet, offensichtlich handelte es nur um eine kleine Komplikation.

Er war guter Dinge, freute sich mich zu sehen, und mein Blick fiel sofort auf die kleine Wasserflasche, die er mit sich trug. Er lebte gut, war wieder als Kellner tätig, musste aber ständig seinen Mund befeuchten. Die intensive Bestrahlung vor Jahren hatte seine Speicheldrüsen zerstört. Im Sommer fahre er wie immer mehrere Wochen mit seiner Familie nach Griechenland.

Veronika F. freut sich, dass ich anrufe. Sie lacht immer so herzerfrischend, das weiß ich noch von früher. Sie habe gerade Häkelwolle bestellt, sie häkele wie verrückt Weihnachtssterne. Das ist wieder so eine Geschichte. Die originellen Geschichten aus der seinerzeitigen Therapiezeit habe ich noch gut im Ohr.

Ansonsten gehe es ihr recht gut. Vor einem Jahr sei sie noch einmal nachoperiert worden, eine drei Zentimeter große Lungenmetastase sei ihr entfernt worden. Aber so gehe es eben im Leben, ihr Mann habe zwei künstliche Knie und noch ein künstliches Gelenk. Wenn er demnächst im Ruhestand sei, bringe sie ihn zu den Stahlwerken und kassiere die Abwrackprämie. Ich höre diese Geschichten und erinnere mich deutlich.

Bei **Andreas Z.** hatte ich seine Frau am Telefon, sie holte ihn aus dem Garten. Er hatte Urlaub. Er trainiere nach wie vor die Jugendmannschaft im Handball und sei beruflich noch einmal ein Stück höher gerückt. Nach wie vor wisse er gut zu unterscheiden zwischen den Dingen, die im Leben wichtig sind, und anderen eher oberflächlichen Zielen. Sein Vater lebe noch, man habe sich arrangiert, er habe ihm beigebracht zu klopfen, wenn er käme. Er bedankt sich für meinen Anruf und wünscht mir noch viel Lust bei meiner Arbeit. Sie wäre sehr wichtig.

Das letzte Interview ist geführt, ich lege den Telefonhörer auf. Ich habe alle erreicht – mitten im Leben.

Auch fühle ich Dankbarkeit. Ohne die Offenheit und tiefe Ehrlichkeit meiner Patientinnen und Patienten wäre das Buch nicht möglich geworden. Ihrem Wunsch, die Namen zu anonymisieren, bin ich nachgekommen; dadurch konnten die Geschichten völlig unverändert aufgeschrieben werden.

Dankbarkeit empfinde ich ebenso gegenüber meinen ärztlichen und psychologischen Kollegen in Praxen, Kliniken und Hochschulen sowie dem Verein „Kompetenz gegen Brustkrebs" für die Möglichkeit gemeinsamen Lernens. Daraus entstand in den Jahren 2003–2007 ein von der Deutschen Krebshilfe e.V. großzügig unterstütztes Projekt in der Region, aus dem vielfältige Anregungen und Aktivitäten wuchsen.

Dem Schattauer Verlag, besonders aber meiner Lektorin Frau Dr. Mülker, die mich kooperativ und freundlich an die Hand nahm, um dem Buch – unter Wahrung seiner Originalität und Eigenwilligkeit – Schliff und gute Gestalt zu geben, sei zum Schluss ein ganz persönlicher Dank gesagt.

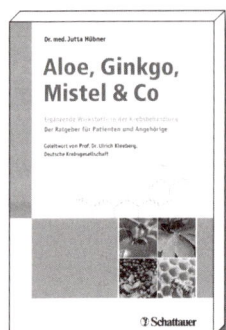
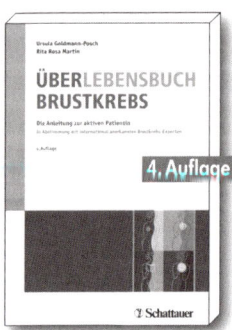
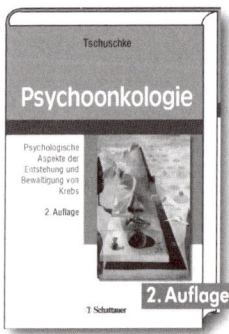
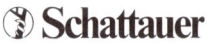